Petra Kühne
Säuglingsernährung

PETRA KÜHNE

SÄUGLINGS-ERNÄHRUNG

Babykost selbst zubereiten

Arbeitskreis für Ernährungsforschung e.V.
Bad Vilbel

Die in diesem Buch veröffentlichten Ratschläge und Hinweise wurden von der Autorin und dem Verlag sorgfältig erarbeitet und geprüft. Trotzdem ersetzen sie keine medizinischen Ratschläge oder Behandlungen. Daher kann auch keine Haftung übernommen werden.

ISBN 978-3-922290-47-6
erstmals erschienen 1985
Alle Rechte vorbehalten
Arbeitskreis für Ernährungsforschung e.V.
D-61118 Bad Vilbel
www.ak-ernaehrung.de
12. überarbeitete Auflage 2016

Druck: Druckerei Nolte, Iserlohn

Inhalt

	Seite
Vorwort von Dr. René Madeleyn zur 10. Auflage	8
Einleitung	10

I. Schwangerschaft und Stillzeit
Einflüsse der mütterlichen Ernährung 12
Empfehlungen zur Ernährung 13
Die Stillzeit beginnt 16
Vorteile der Muttermilch 17
Ernährung in der Stillzeit 17
Hinweise zum Stillen 19
Abstillen 21
Vitamin D und Fluor 21

Flaschennahrung
Muttermilch ist Vorbild 24
Grundlagen der Flaschennahrung 26
Säuglingsanfangsnahrung 27
Selbstzubereitete Flaschennahrung 29
Zutaten zur selbst zubereiteten Flaschennahrung 30
1. Variante: Säuglingsmilch mit Getreide 32
2. Variante: Säuglingsmilch mit Mandelmus 33
Flasche und Sauger 34
Säfte – Tee – Wasser 35

II. Beikost
Einführung der Beikost 37
Die Beikost-Verordnung 39
1. Gemüse-Getreide-Brei 40
Zubereitung des Gemüsebreies 44
Salzen der Nahrung? 46
Gemüse in Gläschen 46
Rohkost im ersten Lebensjahr? 47
2. Milch-Getreide-Brei 47
Milchfreie Abendbreie 53
3. Obst-Getreide-Brei 53
Wenn das Baby keinen Brei mag - Baby led weaning 56

III.	Das 1. Lebensjahr im Überblick
	Gestillte Kinder 59
	Flaschenkinder 60

IV.	Fragen zur vegetarischen Ernährung
	Eiweiß und vegetarische Ernährung 61
	Eisen 65
	Fett 66

V.	Mensch und Lebensmittel
	Dreigliederung der Pflanze 68
	Dreigliederung des Menschen 69
	Konstitution: Das groß- und kleinköpfige Kind 70

VI.	Übergang zur Familienkost
	Brot und Backwaren 72
	Waffeln 73
	Brotbelag und Streichfett 74
	Hinweise zum 2. Lebensjahr 76
	Vorschläge für einen Tagesplan 78

VII.	Ratschläge zur Diät
	Blähungen 79
	Durchfall 79
	Verstopfung 80
	Fieber 80
	Allergien und Unverträglichkeiten 80
	Allergie-Prävention 81
	Milcheiweiß-Unverträglichkeit 84
	Alternativen zur Kuhmilch 85
	Milchzucker-Unverträglichkeit 88
	Gluten-Unverträglichkeit 89
	Weizenallergie 89
	Andere Allergien 90

VIII.	Rezepte
	Flaschennahrung, selbstzubereitet 91
	Tee 95

Säfte 97
Breinahrung 98
   Gemüse-Getreidebrei 98
   Milchbrei für Abend und Morgen 103
   Kuhmilchfreie Breie für Abend oder Morgen 106
   Obst-Getreide-Brei 108
   Joghurt und Quarkspeisen mit Getreide 110
   Brotaufstriche für das zweite Lebensjahr 112
   Waffeln und Kekse für das zweite Lebensjahr 113
   Diätnahrung 114
   Grundrezepte 115
   Löffelmaße 115

Literaturhinweise 116
Autorennotiz 116
Sachverzeichnis 117
Rezeptverzeichnis 120

Vorwort zur 10. Auflage

Seit mehr als 20 Jahren setzt Petra Kühne als Ernährungswissenschaftlerin die Pionierarbeit Udo Renzenbrinks in dem von ihm gegründeten „Arbeitskreis für Ernährungsforschung" fort. Anliegen dieses Arbeitskreises ist es, aus der anthroposophischen Geisteswissenschaft heraus an Fragen einer gesunden und menschengemäßen Ernährung zu arbeiten.

Ein Schwerpunkt von Petra Kühnes Forschung ist die Säuglingsernährung. Zum 10. Mal hat sie nun dieses wertvolle Buch überarbeitet, in ständiger Auseinandersetzung mit neuen wissenschaftlichen Forschungsergebnissen.

Damit eine Mutter ihren Säugling voll stillen kann, benötigt sie heutzutage in aller Regel eine gute Anleitung und Beratung. Die Muttermilch zu ersetzen und den Säugling von der Brust an die gemeinsame Tischmahlzeit heran zu führen, erfordert sehr gute Kenntnisse dessen, was das Kind für eine gute Ernährung braucht.

Noch während meiner Ausbildungszeit als Assistenzarzt an einer Kinderklinik durfte die Säuglingsnahrung nur vom Arzt, nicht von der erfahrenen Kinderkrankenschwester verordnet werden – dieser allerdings verstand nur all zu oft all zu wenig davon – und so ist es bis heute geblieben.

Die Industrie hat aus dem allgemeinen „Nicht-Wissen" einer geeigneten selbst zubereiteten Säuglingsnahrung Profit geschlagen und den Markt mit einer Fülle streng nährstoffanalytisch und hygienisch geprüfter Fertigprodukte versorgt. Sie sind in gewissem Sinne sicher in der Anwendung, oft auch in Bioqualität, die Inhaltstoffe der Pulvermilchen und Pulverbreie jedoch denaturiert und meist von fadem Geschmack.

Dieses Buch zeigt Eltern, Ärzten und Pflegenden, wie eine Säuglingsnahrung für jedes Alter selbst aus frischen Zutaten hergestellt werden kann und worauf geachtet werden muss. Eine Rezeptsammlung ergänzt das Buch von der praktischen Seite.

Essen ist Weltbeziehung - auch schon im Säuglingsalter. Das kleine Kind wird davon geprägt, dass es Lebenskräfte über die Nahrung erhält, deren Zubereitung zugleich ein Akt liebevoller Zuwendung ist.

In diesem Sinne wünsche ich diesem Buch auch in der 10. Aufl. eine möglichst weite Verbreitung.

Dr. med. R. Madeleyn
Filderklinik
70794 Filderstadt

Einleitung

Dieses Buch „Säuglingsernährung" erscheint nunmehr in der 12. Auflage. Bei allen Auflagen, die bisher erschienen sind, wurde es mehrmals stark überarbeitet, denn kaum ein Gebiet hat sich so verändert wie die Säuglingsernährung. Damals, im Jahr 1985, war die Vollkornbewegung modern, alles sollte möglichst unerhitzt und natürlich sein. Im Buch musste daher deutlich gemacht werden, dass Frischkornbrei und viel Rohkost nichts für Säuglinge sind, dass Getreide trotz des Kochens wertvoll bleibt, diese Zubereitung sogar notwendig für Säuglinge ist. Honig war zu dieser Zeit ein beliebtes Süßungsmittel in Getreidebreien. Heute wird Honig im 1. Lebensjahr nicht mehr empfohlen. Haselnüsse galten als Gehirnnahrung und fanden sich in der Beikost, heute weiß man, dass sie Omega-3-Fettsäuren enthalten, hat sie aber bis vor kurzem aus Allergieprävention im 1. Lebensjahr abgelehnt. Üblich waren damals selbst zubereitete Flaschennahrungen vom 2. Tag an, wenn nicht gestillt werden konnte. Dazu verwendete man die Getreide Hafer, Gerste und Weizen – heute wegen des Glutengehalts erst ab dem 5. Monat erwünscht. Selbstverständlich mussten die Baby-Getreidebreie zur Zubereitung aufgekocht werden, dabei wurde auch die Milch erhitzt. Deshalb fehlten meist die Angaben „Milch aufkochen". Heute dominieren Instant-Breie, die wesentlich intensiver verarbeitet werden. Da sie nur noch eingerührt werden, müssen nun für die ganz kleinen Babys Wasser und Milch aufgekocht werden.

Heute ist nicht Thema, dass die Nahrung für Säuglinge einen Koch- und Quellprozess durchmachen muss, sondern dass sie nicht zu intensiv verarbeitet wird. So sind die Instant-Breie zwar bequem, aber auch in Geschmack und Vitaminen gemindert. Heute wird die Zubereitung in der Küche oft als mühsam und kompliziert erlebt. Dies ist aber nicht so! Dieses Buch will ermutigen, Breie selbst zu kochen, weil es leicht geht und gut schmeckt. Eltern haben durchaus die Kompetenz die richtige Nahrung für ihr Kind zuzubereiten und frischer kann es gar nicht sein.

Das Kapitel „Allergie und Unverträglichkeit" wurde mit jeder Auflage erweitert, und dies zeigt, wo heute die Probleme liegen. Allerdings wandeln sich die Empfehlungen auch hier, seit April 2009 geht man von der Vermeidung weg - hin zur Auseinandersetzung mit dem Lebensmittel.

In diesem Buch finden Sie vegetarische Rezepte mit und ohne Milch. In der Anthroposophischen Ernährung wird Fleisch und Fisch im 1. Lebensjahr als zu belastend angesehen. Trotzdem ist die Zufuhr der Nährstoffe gedeckt, wie Sie nachlesen können. So ernährte Kinder sind heute gesunde Erwachsene.

Von Anfang an wurde viel Wert auf biologisch-dynamische oder ökologische Lebensmittel und einen guten Geschmack gelegt. Die Bedeutung des Geschmacks für normales Körpergewicht und positive Ernährungsgewohnheiten wird heute zunehmend von der Wissenschaft erkannt. Nährstoffe sind zwar wichtig, aber es gibt noch andere Qualitätsmerkmale, die nicht vernachlässigt werden sollen. Daher finden Sie hier manche Hinweise, die über eine Nährstoffbeurteilung hinausführen und beispielsweise Wert auf Frische, Reife und schonende Verarbeitung legen.

Dr. sc. agr. Petra Kühne
Juli 2012

I. Schwangerschaft und Stillzeit

Mit der Schwangerschaft beginnt eine neue Zeit im Leben einer Frau. Ein Mensch wächst heran. Neun Monate nimmt er sich Zeit zur Entwicklung und wird über das mütterliche Blut versorgt. Die Mutter stellt dem ungeborenen Kind einen Teil ihrer Nährstoffe und Kräfte zur Verfügung, versorgt es sogar bevorzugt. Neuere Forschungen zeigen, dass die Ernährung der Mutter einen weit reichenden Einfluss auf das Ungeborene hat, auf die Geschmacksprägung und das spätere Körpergewicht. Daher sollte die Ernährung in der Schwangerschaft sorgsam bedacht werden. Hier wird eine laktovegetabile Ernährung mit Bio-Lebensmitteln empfohlen.

Einflüsse der mütterlichen Ernährung

Eine ausgeglichene Ernährung kommt der Mutter und dem Kind zugute. Die Mutter braucht mehr Energie, Nährstoffe und Lebenskräfte, um dem sich entwickelnden Kind eine gute Grundlage zur Verfügung zu stellen und selbst gesund und leistungsfähig zu bleiben.

Das ungeborene Kind nimmt bereits ab der 12. Woche beim Schlucken von Fruchtwasser Geschmacksarten aus der mütterlichen Ernährung wahr. Im 8. Monat zeigt es Reaktionen auf solche Geschmacksreize in der Mimik des Gesichts und im 9. Monat sogar im Trinkverhalten: bei süßem Geschmack schluckt es mehr Fruchtwasser als bei bitterem.[1] So erhält das Kind bereits im Mutterleib Kontakt mit den kulturell üblichen Geschmacksprägungen. Es entwickelt sich eine Art Toleranz, d.h., die von der Mutter konsumierten Lebensmittel und ihre Geschmacksmuster werden „akzeptiert" und später bei eigenem Essen wieder erkannt. So vertragen Babys Kuhmilch viel besser, wenn ihre Mütter diese in der Schwangerschaft getrunken haben. Das Vermeiden von Lebensmitteln als Allergieprophylaxe hat danach keinen Effekt oder sogar einen negativen.

Die Ernährung der Mutter zeigt weiterhin Auswirkungen auf das spätere Körpergewicht des Kindes. Daher sollte keine zu große Gewichtszunahme während der Schwangerschaft stattfinden. Je nach Ausgangsgewicht - ob normal, unter- oder übergewichtig - wird eine

---

1 Dr. Rainer Wild-Stiftung: Geschmäcker sind verschieden. Wie sich Geschmackspräferenzen prägen und entwickeln. Heidelberg 10.11.2008, www.gesunde-ernaehrung.de

Gewichtserhöhung zwischen 7 und 12 kg empfohlen (s. Tabelle). Sie richtet sich nach dem BMI (Body Mass Index), der sich aus Körpergewicht und -größe errechnet. Bei Adipositas (starkem Übergewicht) sollen nur 6 kg zugenommen werden. Generell wäre ein Normalgewicht vor der Schwangerschaft am günstigsten. Neben der Ernährung verhelfen hierzu Bewegung und Sport.

Empfohlene Gewichtszunahme während der Schwangerschaft

Körpergewicht	BMI (kg/m^2) vor der Schwangerschaft	Gewichtszunahme in kg
Untergewicht	< 19,8	12,5 - 18
Normalgewicht	19,8 - 26,0	11,5 - 16
Übergewicht	26,0 - 29,0	7,0 - 11,5

Quelle: Empfehlungen des Instituts of Medicine (IOM)

Zu viel Zucker und helle Mehle in der Nahrung können zu einer Schwangerschaftsdiabetes der Mutter führen und auch Übergewicht beim Kind veranlagen, da es zu einer reichlichen Zuckerbereitstellung im Blut kommt. Ähnliche, aber schwächere Auswirkungen scheint eine Mangelernährung der Mutter zu haben. Daher ist eine abwechslungsreiche, ausreichende, aber nicht zu üppige Vollwertkost mit Getreide, Obst, Gemüse und Milchprodukten zu empfehlen.

Nicht nur die Zusammensetzung der Lebensmittel, sondern auch ihre Qualität hat Auswirkungen für Mutter und Kind: Mütter, die Bio-Kost bzw. bio-dynamische Lebensmittel bevorzugen, weisen nur geringe Rückstände von Pestiziden im Blut und später in der Muttermilch auf.

Empfehlungen zur Ernährung

Grundsätzlich ist eine bio-dynamische Qualität (Demeter) zu empfehlen, daneben andere Bio-Kost. Jahreszeitlicher Einkauf und Bevorzugung von regionalen Produkten ist auch preislich günstig – neben dem sorgsamen Umgang mit der Erde. Als Grundnahrungsmittel eignen sich Getreide wie Hirse, Reis, Gerste, Weizen (Dinkel), Mais und Hafer. Sie können als ganzes Korn (Hirse, Reis), Flocken, Bulgur, Couscous zu schmackhaften und gut verträglichen Gerichten zubereitet werden. Fein gemahlenes und gut gebackenes Vollkornbrot aus Weizen, Dinkel oder Roggen ist ebenfalls empfehlenswert. Getreide ist der Kartoffel vorzuziehen, als Beilage Reis, Teigwaren (Nudeln, Spätzle) oder Getreidezubereitungen. Günstig ist es, viel Gemüse, Obst und täglich einen Salat oder Rohkost zu essen. Die Menge soll individuell bemessen sein, damit sie auch verträglich ist.

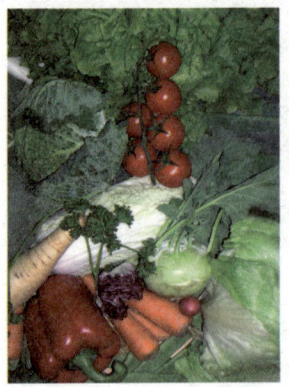

Besonders beachtet werden heute Nährstoffe wie Eisen, Jod, oder Folsäure. Sie können mit einer vollwertigen Kost zugeführt werden. Bei veganer Ernährung ist auf die Versorgung mit Vitamin B_{12} zu achten. Die hohen Eisenempfehlungen in der Schwangerschaft von 30 mg am Tag basieren darauf, dass das Kind sein Blut bilden muss. Für eine gute Eisenaufnahme der Mutter sind einerseits eisenreiche Lebensmittel zu verwenden, zum anderen sollte die Nahrung wenig Nahrungsbestandteile enthalten, die die Eisenresorption vermindern können. Hemmend wirken schwarzer und grüner Tee, Bohnenkaffee, zuviel Getreide (Phytingehalt), zuviel Ballaststoffe (z.B. durch Zufügung von Kleie) und viel Milcheiweiß. Eisen ist auch in vegetarischer Ernährung genügend vorhanden, wenn ausreichend Gemüse wie Brokkoli, Paprika, Salat, viel Obst, Hülsenfrüchte wie Linsen, Erbsen oder Kichererbsen und Ölsaaten verzehrt werden. Zitrussäuren (in Orangen, Zitronen, Mandarinen) oder Milchsäure (in Joghurt, Dickmilch, Sauerkraut, milchsauren Gemüsesäften) steigern die Eisenverwertung aus der Nahrung. Sie sollten bei der vegetarischen Ernährung daher zusammen mit eisenreichen Lebensmitteln kombiniert werden z.B. Salatsauce mit Zitronensaft oder Joghurt anmachen. Milch und Eier enthalten wenig Eisen, behindern sogar die Eisenaufnahme. Für gesäuerte Milchprodukte wie Joghurt gilt dies nicht. Die Säure fördert wiederum die Eisenresorption im Darm. Fleisch und Fisch enthalten zwar ein einfacher zu resorbierendes Eisen. Allerdings sind besonders Wurstwaren salzreich, was die Gefahr der Ödembildung (Wasseransammlungen) vor allem in den letzten Schwangerschaftsmonaten erhöht. Ebenso ist Fleisch eiweißreich, was leicht zuviel werden kann. Die Eiweißzufuhr soll in der Schwangerschaft nur um 17 % gesteigert werden.

Gemüse ist sehr zu empfehlen, auch wegen des Gehalts an Folsäure und Eisen

Da durchschnittlich in der deutschen Bevölkerung wesentlich mehr Eiweiß gegessen wird als empfohlen[2], braucht in der Schwangerschaft nicht zugelegt zu werden, auch wenn der rechnerische Bedarf steigt. Eine gute *Folsäure*versorgung sollte bis zur 6. Schwangerschaftswoche erfolgen, d.h. bereits in der empfängnisbereiten Zeit. Wer zur Verhütung die Antibabypille genommen hat, sollte wissen, dass diese die Folsäureverwertung erschwert. Umso wichtiger ist eine folsäurereiche Kost mit Vollkorngetreide, dunklen Mehlen (ab Type 1050), grünem Gemüse, Nüssen und Hülsenfrüchten. Folsäure ist hitzeempfindlich, so dass frische und schonend gedünstete Lebensmittel zu bevorzugen sind. Steigern kann man den Folsäure- und Eisengehalt der Nahrung durch Weizenkeime oder Bierhefe.

Jod befindet sich vor allem im Seefisch, in Meeresprodukten (Meeresfrüchte, Algen) und Milcherzeugnissen. Heute wird viel Jodsalz zugesetzt, was bereits zu hohen Anreicherungen durch Futtermittel, Zusatz bei der Verarbeitung von Wurst, Käse, Brot und Fertiggerichten führen kann. Nicht alle Menschen vertragen den Jodzusatz. Jod wird für die Schilddrüsenhormone benötigt.

Mit Zucker und Süßungsmitteln sollte zurückhaltend umgegangen werden. Bei großem Appetit auf Süßes sind natürliche Süßungsmittel wie Agavendicksaft oder Vollrohrzucker bzw. damit gesüßte Produkte dem weißen Zucker vorzuziehen.

Fett ist der Nährstoff mit den meisten Kalorien. Daher wird in unseren Zeiten der Überernährung oft empfohlen, hier einzusparen. Aber Fett hat auch eine schützende, aufbauende Aufgabe. Omega-3--Fettsäuren sind beispielsweise für die Gehirnentwicklung wichtig. Sie befinden sich neben Fisch in einigen Pflanzenölen, werden jedoch durch Hitze zerstört. Fettreiche Fertiggerichte, die bereits bei der Herstellung mehreren Prozessen unterzogen wurden (Erhitzung, Raffination), bevor sie im Haushalt noch einmal erwärmt werden, sind dagegen abzulehnen, ihre Fette sind tatsächlich überflüssig. Sahne von Bio-Milch – mit vorgeschriebener Weidehaltung der Kühe – weist dagegen positive Fettbestandteile auf. So kommt es beim Fett ganz besonders auf die Qualität an.

Bei Neigung zum Sodbrennen sollte auf scharfe Gewürze wie Pfeffer, Cayenne, Paprika, Chili, Meerrettich und Curry verzichtet werden, da sie die Bildung von Magensäure verstärken. Hilfreich erweist

---

2 Anett Hilbig u.a.: Wie isst Deutschland – Auswertungen der Nationalen Verzehrsstudie II zum Lebensmittelverzehr. „Ernährungs-Umschau" H.1/09, S. 16-23

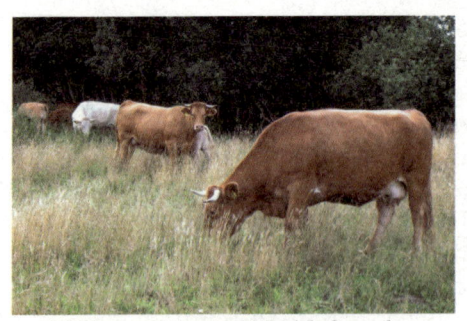

Milch von Kühen mit Weidehaltung hat viele Vorteile

es sich, zwei Esslöffel Haferflocken trocken, aber gut eingespeichelt, hinunterzuschlucken. Auch *Mandeln* helfen gegen Sodbrennen und sind außerdem wegen ihres Nähr- und Mineralstoffreichtums gut geeignet.

Gewürzkräuter unterstützen die Verdauung und regen den Appetit an. Hier sind die Kräuter der Lippenblütler (Majoran, Basilikum, Thymian) und Doldenblütler (Kümmel, Fenchel, Koriander, Anis, Dill) zu empfehlen.

Ganz meiden sollte man Alkohol und Nikotin, mit koffeinhaltigen Genussmitteln zurückhaltend sein. Dies ist auch günstig für die Eisenversorgung.

Die Stillzeit beginnt

Neun Monate hat sich die Mutter auf ihr Kind vorbereitet. Dann ist mit dem neuen Erdenbürger eine völlig veränderte Situation da. Viele Aufgaben stürmen auf die Eltern ein: Jede Familie muss ihren eigenen Weg finden. Die meisten Frauen wollen ihr Kind stillen. Trotzdem fürchten viele, keine oder nicht genügend Milch zu haben. Dabei ist das Stillen bei fast jeder Mutter möglich. Allerdings benötigen einige mehr helfende Maßnahmen, während bei anderen zuviel Milch vorhanden ist. Um das Stillen zu erleichtern, gibt es „Regeln", die dazu beitragen, die Stillzeit für Mutter und Kind möglichst harmonisch zu gestalten (s. S. 19). Körperlich kann die werdende Mutter bereits in der Schwangerschaft ihre Brustwarzen vorbereiten durch Reibung an der Kleidung, einfach durch Weglassen des BH's oder durch Tragen eines BH's mit warzengroßen Löchern (einen alten BH einschneiden).

Für viele Mütter ist es hilfreich, sich schon in der Schwangerschaft einer Stillgruppe anzuschließen, da sie dort Unterstützung, Ermutigung und Ratschläge findet[3]. Auch Kontakte und Freundschaften der

---

3 Kontaktadressen: Arbeitsgemeinschaft Freier Stillgruppen (AFS) Geschäftsstelle Bornheimer Str. 100, 53119 Bonn www.afs-stillen.de - La Leche Liga Deutschland e.V., Gesellenweg 13, 32427 Minden www.lalecheliga.de

Mütter und Kinder können dort entstehen. Es gibt stillfreundliche Krankenhäuser, die nach den Kriterien der WHO zertifiziert sind, in denen das Stillen besonders gefördert wird.[4]

Vorteile der Muttermilch

Muttermilch ist die beste Nahrung für den Säugling in den ersten sechs Lebensmonaten. Hier einige der Vorteile der Muttermilch:
- *im körperlichen Bereich:* optimale Nähr- und Wirkstoffe, Immunstoffe, Infektabwehr, gesunde Kieferformung (wichtig für Zahnstellung und Sprache), optimale Energiezufuhr, daher Schutz vor Übergewicht und Diabetes Typ 2, Erhaltung des gesunden Nahrungsinstinktes, optimale Flüssigkeitszufuhr, teilweise Vorbeugung vor Allergien, Unterstützung der Gehirnentwicklung, Geschmacksanregung und -vorprägung
- *im seelisch-geistigen Bereich:* Geborgenheit, Beruhigung, Sicherheit, Lebens- und Liebeskräfte der Mutter, Vertiefung der Mutter-Kind-Beziehung, Lebensrhythmus und Verlässlichkeit

Vielleicht eher am Rande zu erwähnen ist, dass Stillen auch die preisgünstigste Form der Ernährung des Babys ist.

Ernährung in der Stillzeit

Die Ernährung in der Stillzeit ist eine normale gesundheitsförderliche Kost, möglichst mit biologisch-dynamischen oder Bio-Lebensmitteln. Die einzigen Einschränkungen sind, dass blähende, sehr saure, stopfende oder alkoholhaltige Nahrungsmittel vermieden werden sollen. Alkohol in der Stillzeit kann zu Abhängigkeiten beim Kind führen, daher weglassen.

Gegen Blähungen hilft oft eine geeignete Zubereitung mit Gewürzen wie Kümmel, Fenchel, Anis oder Koriander. Folgende Lebensmittel unterstützen die Milchbildung mit individuellen Unterschieden, die jede Frau für sich herausfinden sollte.

---

4 z.B. unter www.babyfreundlich.org

Lebensmittel, die die Milchbildung erleichtern

Gemüse	rohe Möhren, Möhrensaft, Rohkost (kein Blähendes)
Getreide	Hafer-, Gerstenschleim oder -brei, Müsli
Milch	Milch, Dick-, Schwedenmilch, Joghurt, Schlagsahne
Nüsse	Mandeln, Mandelmus, Mandelmilch
Getränke	Kräutertee, Milchbildungstee, Mineralwasser, still oder naturell, Malzkaffee, Schlehensaft
Süßungsmittel	natürliche Süßungsmittel wie Apfel-, Agavendicksaft, Honig, Zuckerrübensirup, Trockenfrüchte

Es soll ausreichend getrunken werden, nicht zuviel Milch, sondern Wasser, Kräutertee etc. Eine Gewichts*zunahme* ist nicht erwünscht, ein zu schnelles Abnehmen auch nicht, da sonst zu viele Schadstoffe aus dem Fettgewebe ins Blut gelangen. Ein leichter Gewichtsrückgang auf das Ausgangsgewicht vor der Schwangerschaft ist sinnvoll.

Lebensmittel, die eher zu meiden sind

Gemüse	Blähendes wie Kohl (außer Brokkoli), Hülsenfrüchte (außer Linsen), evtl. Zwiebelgewächse (Knoblauch, rohe Zwiebeln)
Getränke	Genussmittel wie stark gerösteter Kaffee, schwarzer Tee, Alkohol, stark kohlensäurehaltige Getränke
Obst	Zitrusfrüchte, saure Beeren
Gewürze	Petersilie, scharfe Gewürze
Geschmack	Saures (Essig, Sauerkonserven, saure Säfte)

Die in der zweiten Tabelle genannten Nahrungsmittel und Getränke sind zu meiden oder selten zu essen, weil sie entweder beim Kind Blähungen verursachen (z.B. Kohl) oder ihm unerwünschte Stoffe wie Koffein über die Muttermilch zuführen. Saures kann die Milch zurückgehen lassen oder zu Wundsein beim Kind führen. Diese Vorsicht bei der Ernährung ist nach 2-3 Monaten Stillzeit kaum noch erforderlich. Dann kann die Mutter viele der Nahrungsmittel wieder essen. Von Alkohol ist während der ganzen Stillzeit abzuraten. Auch mit Koffein sollte man zurückhaltend sein, Nikotin ist zu meiden.

Hinweise zum Stillen

Stillrhythmus ja oder nein?

Der Säugling wird in eine Familie hineingeboren. Es ändert sich damit viel für Eltern und Geschwister. Der bestehende Lebensstil verwandelt sich, das Kind bringt neue Gewohnheiten. Dieser Rhythmus muss sich erst entwickeln, er kann durch Regelmäßigkeit bei den Mahlzeiten, Pflege- und Schlafzeiten gefördert werden. Jeder Rhythmus spart Kraft, hilft dem Kind Kräfte für andere Entwicklungen frei zu haben und vermittelt Geborgenheit, Ruhe und Gleichmaß.

Im Mutterleib wird das Kind kontinuierlich mit Nahrung durch die Mutter versorgt. Nach der Geburt erlebt das Kind, dass die Nahrung gefordert werden muss: das kostet Kraft. In den ersten drei oder sechs Wochen herrscht noch „Chaos", eine notwendige Übergangszeit, in der das Kind von der kontinuierlichen zur rhythmischen Mahlzeitenfolge hinfindet. Es pendelt sich oftmals von allein ein drei- bis vierstündiger Rhythmus ein, der jedoch während der Wachstumsschübe des Kindes, an sehr heißen Tagen oder zu aufregenden Zeiten in der Familie wieder anders sein kann. In der Neugeborenenzeit braucht das Kind nächtliche Stillmahlzeiten, später sollte es zunächst auch dann nachts gestillt werden, wenn es sich meldet.

Nicht immer deuten Weinen und Unruhe auf Hunger hin. Zu häufiges Anlegen führt dazu, dass das Kind wenig trinkt, da es keinen Hunger verspürt. Das Verdauungssystem braucht 3-4 Stunden, um die Muttermilch abzubauen. Dieser Rhythmus von Anspannen bei der Verdauung und Erschlaffen nach dieser geleisteten Arbeit ist für die inneren Organe wichtig. Daher hilft dem Kind eine regelmäßige Mahlzeitenaufnahme.

Beim Stillen selbst ist eine ruhige Umgebung anzustreben. Laufende Radios oder Fernseher, auch heftige Gespräche sowie Unruhe im Raum schaden. Selbstverständlich sollte nie im selben Zimmer geraucht werden. Die Stillatmosphäre ist auch für die Mutter wichtig, Ruhe und entspannte Sitzhaltung oder ein Stillen im Liegen wirken sich positiv auf die Milchbildung aus.

Es ist nicht erforderlich, dass nach dem Stillen die Brust „leer" getrunken ist. Normalerweise bildet sich tropfenweise Milch nach. Allerdings ist es hilfreich, dass das Kind so lange aus einer Brust trinkt, bis diese kaum noch Milch gibt und dann auf die andere Seite zu wechseln. So wird es kaum Probleme mit einem Milchstau geben. Falls die Brust einmal hart wird, muss die Mutter die Brust leeren, bzw. das Kind lange anlegen und die Brust massieren. Im Zweifel wende sich die Mutter an den Arzt oder die Stillberaterin. Hilfreich sind Quarkwickel auf der entzündeten Stelle. Werden Medikamente verschrieben, sollten sie kein Abstillen erforderlich machen.

Wiegen?

Ein gesundes Kind trinkt bei jeder Mahlzeit eine unterschiedliche Menge, die beispielsweise im Alter von 4 Wochen 80-130 g Flüssigkeit betragen kann. Hilfreich ist es, darauf zu achten, dass die Windeln etwa 5 x täglich nass sind. Wenn das Kind zu wenig Milch erhält, so ist dies an seiner Unruhe und Unzufriedenheit abzulesen. Das ausreichend ernährte Kind erkennt man an der gesunden Gesichtsfarbe, dem Wachstum und Verhalten. In begründeten Fällen kann eine regelmäßige Gewichtskontrolle – etwa wöchentlich - notwendig sein.

Zufüttern?

Soll man bei ungenügender Milchmenge mit Säuglingsnahrung zufüttern? Erst einmal sollte man feststellen, ob das Kind gedeiht (Gewichtszunahme). Durch mehr Ruhe für sich und das Kind kann die Mutter versuchen die Milchmenge zu steigern. Hilfreich kann reichliches Trinken von Milchbildungstee oder einer Teemischung aus Kümmel, Fenchel und Anis sein. Warmhalten des Oberkörpers und der Arme sowie Einreiben der Brust mit Milchbildungsöl fördert ebenfalls die Milchbildung. Auch häufigeres Anlegen ist oft erfolgreich.

Zufüttern führt oft zu einem raschen Abstillen. Es sollte nicht einmalig dem Kind eine Flaschenmilchnahrung gegeben werden – und dann länger nicht - dies kann möglicherweise die Grundlage für eine Allergie bilden.

Dauer der Stillzeit

Wenn das Kind beginnt, selber beweglich und mobil zu werden, mit Krabbeln, Sitzen und Laufen, so öffnet es sich immer mehr der Außenwelt. Solch eine Öffnung verlangt auch ein Loslassen von der bisherigen Sicherheit und Geborgenheit. In diesem Alter um 6 Monate ist es somit entwicklungsgemäß, dass das Kind sich von der mütterlichen Ernährung ablöst und sich oft von selber abstillt. Dann beginnt die Beikost (s. Kap. Beikost), die auch den veränderten Nährstoffbedarf decken kann. Eine Mahlzeit nach der anderen wird durch „Erdennahrung", die im Boden gewachsenen Lebensmittel ersetzt.

Falls man nicht so lange stillen kann, oder das Kind es fordert, wird frühestens ab dem 5. Monat (nach Abschluss des 4. Monats) zu der ersten Breimahlzeit geraten. Bis dahin bekommt das Kind entweder nur Muttermilch oder entsprechende Flaschennahrung. Dieser späte Beginn der Beikost dient dem Schutz vor Allergien.

Abstillen

Das Abstillen geschieht im Allgemeinen langsam und endet meist um den 12. Lebensmonat. Diese Zeit richtet sich nach dem Kind und den Kräften der Mutter. Die Mutter muss das Kind „loslassen", damit es einen weiteren Schritt in die Selbstständigkeit tun kann. Während des endgültigen Abstillens sollte die Mutter weniger trinken, für gute Verdauung sorgen und die milchfördernden Lebensmittel einschränken. Kinder, die länger gestillt werden, trinken oft nur früh morgens oder nachts zur „Beruhigung", weniger zur Ernährung. Eine Ausnahme können Kinder mit Neurodermitis oder Kuhmilch-Unverträglichkeit sein, die weiterhin einzelne Muttermilchmahlzeiten erhalten. Dafür muss die Mutter dann aber auch die Kraft aufbringen können.

Vitamin D und Fluor

Zu der heute allgemein empfohlenen Prophylaxe in den ersten zwei Lebensjahren gehört auch die Gabe von Vitamin D und Fluor, meist als Kombinationstablette. Die bekannteste Wirkung des Vitamin D ist die Förderung der Aufnahme von Calcium aus der Nahrung und dessen Einbau in die Knochen, eine wichtige Voraussetzung für den Aufrichtungsprozess des Kindes.

Provitamin D, eine Vorstufe, wird schon beim Säugling früh in ausreichender Menge gebildet, muss aber durch die Lichtkräfte des Himmels zum Vitamin D aktiviert werden. Die Muttermilch enthält nur geringe Mengen. Je tiefer der Sonnenstand, desto unzureichender ist das Umwandlungsergebnis. Für Deutschland und Nordeuropa geht im Winterhalbjahr (tiefer Mittagsstand der Sonne) der natürliche Vitamingehalt im Blut deswegen stark zurück und birgt die Gefahr eines Vitamin D Mangels, möglicherweise mit Ausbildung einer Rachitis, die auch durch längere Lichtspaziergänge in dieser Jahreszeit nicht verhindert werden kann. Ab April reicht die Intensität des UV-Lichtes bei regelmäßigem Aufenthalt im Freien meist aus, um genug natürliches Vitamin D zu bilden. Hierbei gibt es Unterschiede je nach Hauttyp. Für eine individuelle Handhabung der Vitamin D Prophylaxe sollten sich die Eltern an einen erfahrenen ärztlichen Begleiter wenden, der gegebenenfalls eine (ergänzende) naturheilkundliche Behandlung verantworten kann. Die diesbezügliche Betreuung muss bis jenseits des 2. Winters erfolgen.

Einen erhöhten Vitamin D Bedarf haben Frühgeborene, Kinder mit Gedeihstörung und dunkelheutige Kinder, natürlich auch diejenigen, die sich nicht im Freien aufhalten. Verhüllt sich eine Mutter zum Beispiel aufgrund von Kleidungsregeln, so kann sie deutlich weniger Vitamin D aktivieren, was sich als Mangel in der Muttermilch auswirken kann. Durch den Gebrauch von Sonnencreme/Sonnenblocker wird die Vitaminumwandlung erheblich behindert. Diesbezüglich sollte der Einsatz von Sonnencreme kritisch hinterfragt werden, insbesondere wenn sich die Kinder in ihrem gewohnten gemäßigten Klima aufhalten.

Allgemein umstritten ist die Verabreichung von Fluorid in Tablettenform. Sie soll die Zahnsubstanz härten und vor Karies schützen. Die Ursache von Karies ist normalerweise aber nicht ein Fluormangel. Die Zähne können äußerlich durch süße Getränke, klebrige Süßigkeiten oder Weißmehlprodukte angegriffen werden. Auf Rudolf Steiner geht der Hinweis zurück, dass auch zu frühe intellektuelle Beanspruchung die körperlichen Kräfte abzieht, die zur Zahnhärtung beitragen. Die Förderung der Zahngesundheit sollte daher einerseits bei der Ernährung liegen, andererseits natürlich bei der Zahnpflege; sobald einige Zähnchen vorhanden sind, zunächst durch die Eltern und später durch das Kind selbst, entsprechend der altersgemäßen Erziehung. Präventiv von der Ernährung her können die Getreidearten und hierbei besonders Hirse und Gerste die Mineralienversorgung stärken. Gleichzeit sollten zuckerhaltige Süßigkeiten gemieden werden. Ganz ungünstig ist gesüßter Tee oder unverdünnter Fruchtsaft, der in Nuckelflaschen gegeben wird.[5]

Andere schützende oder härtende Maßnahmen am Zahn kann der Zahnarzt durchführen.[6]

---

5 Menzel, Reinhard; Völker, Rudolf: Gesunde Zähne - eine lebenslange Herausforderung. Gesundheit aktiv Bad Liebenzell 2009
6 Fluor.-Merkblatt der Gesellschaft anthroposophischer Ärzte in Deutschland. Filderstadt 2012

II. Flaschennahrung

Wenn eine Mutter ihr Kind nicht stillen kann, so muss der Säugling mit anderer Nahrung gefüttert werden. In Deutschland werden nur rund 23 % aller Kinder bis Ende des 6. Monats voll gestillt, bei Migranten liegt die Stillrate etwas höher. Weitere 20 % erhalten noch teilweise Muttermilch. Wer keine 4 Monate voll gestillt wird, benötigt eine Flaschennahrung.[7]

Muttermilch ist Vorbild

Die Ersatzmilch soll der Muttermilch entsprechen. Daher griff man schon immer auf eine Tiermilch – in unserer Gegend meist Kuhmilch zurück. Aber jede Milch ist unterschiedlich und speziell angepasst an die jeweilige Tierart oder das Menschenkind. Tiere, die schnell wachsen, erhalten viel Eiweiß und Mineralstoffe z.B. Calcium mit ihrer Milch wie Kaninchen, Hund oder Schaf, die alle in relativ kurzer Zeit ihr Geburtsgewicht verdoppeln. Dagegen ist der Zuckergehalt hoch, wenn das Tier- oder Menschenjunge langsam wächst. Muttermilch hat einen hohen Zuckergehalt von 7 %. Zucker liefert Energie für Gehirn und Nerven, die im Milchzucker vorhandene Galaktose findet sich zudem in Gehirnstrukturen.

Das Eiweiß der Milcharten ist nicht nur unterschiedlich hoch, sondern auch in seiner Zusammensetzung verschieden. So ist das Verhältnis Casein und Molkeneiweiß bei der Muttermilch 1:1, während bei Kuh, Ziege, Schaf und Kamel jeweils viel mehr Casein vorhanden ist (z.B. Kuh 4:1). Nur die Milch von Esel und Pferd hat eine ähnliche Eiweißzusammensetzung, dafür Unterschiede im Fettgehalt.

Daran ist zu ersehen, dass ein Säugling nicht einfach Kuhmilch erhalten kann. Wird sie verdünnt zu Halbmilch, so nähert sich der Eiweißgehalt dem der Muttermilch an, aber der Kohlenhydrat- und Fettanteil wird viel zu niedrig. Daher ist eine genaue Anpassung notwendig. Dabei ist zu bedenken, dass das Verdauungssystem des Säuglings noch wenig leistungsfähig ist. Eine Nahrung wie Muttermilch ist leicht zu verdauen, geht teilweise gleich ins Blut über. Jede

---

[7] Lange, C., Schenk, L. Bergmann, R.: Verbreitung, Dauer und zeitlicher Trend des Stillens in Deutschland. Ergebnisse des Kinder und Gesundheitssurveys (Kiggs-Studie) *Bundesgesundheitsblatt–Gesundheitsforschung–Gesundheitsschutz* 5/6 2007, S.624-633

Ersatznahrung bringt aber Eigenkräfte mit sich, die für das Kind eine Abbauarbeit verlangen. Je mehr Komponenten in der Nahrung sind, und je komplexer sie aufgebaut ist, umso mehr wird das Kind gefordert. Dies kann zu früh in der Entwicklung sein. Daher sollte jede Ersatznahrung möglichst wenig verschiedene Lebensmittel enthalten wie es heute auch als Allergieschutz empfohlen wird.

Zusammensetzung verschiedener Milcharten (in g pro 100 ml)

Spezies	Eiweiß	davon Casein	Molkeneiweiß	Fett	Milchzucker	Calcium in mg
Mensch	1,1	0,6	0,6	4,0	7,0	31
Kuh	3,3	2,7	0,6	3,8	4,7	120
Ziege	3,7	2,9	0,8	3,9	4,2	123
Schaf	5,3	4,5	0,8	6,0	4,7	115
Esel	2,0	1,0	1,0	1,0	6,1	110
Pferd	2,2	1,1	1,0	1,5	6,2	54
Kamel	5,0	2,7	0,9	4,1	4,8	132

Quelle: G. Kielwein: Leitfaden der Milchkunde und Milchhygiene. Gießen 1994, S. 20
Souci, Fachmann, Kraut: Die Zusammensetzung der Lebensmittel. 7. Aufl. 2008

Geschmack

Ein wichtiges Qualitätsmerkmal ist der Geschmack. Schon das ungeborene Kind reagiert auf Geschmacksstoffe, noch stärker der kleine Säugling. Er bevorzugt instinktiv süß und lehnt sauer und bitter ab. Muttermilch schmeckt leicht süß und bei jedem Trinken etwas anders. Der Geschmack ist das Tor zur Ernährung, zur Verdauung und zum Körperaufbau. Er regt den Appetit an, den Wunsch sich mit der Welt zu verbinden. Dabei ist der Säugling sehr offen, viele Prägungen erfolgen erst in der kommenden Zeit. So kommt den Sinneseindrücken des Kindes viel mehr Bedeutung zu, als bisher angenommen. Was erlebt das Kind bei Flaschennahrung? Die Säuglingsfertignahrung ist standardisiert und immer gleich im Geschmack, im Vergleich zur Muttermilch auch weniger geschmackvoll. Noch entfernter von Muttermilch schmecken die hypoallergenen Säuglingsnahrungen, die durch den Eiweißabbau eine leicht bittere Komponente aufweisen. Bitterer sind die stark hydrolysierten Spezialnahrungen für Milchallergiker. Ein Füttern gegen angeborene Instinkte mindert diese, was sich bis in das späte Ernährungsverhalten zeigen kann. Auch prägt sich der Geschmack für Jahre nach den ersten Erfahrungen.[8] Die selbst zubereitete Flaschennahrung zeichnet sich gegenüber den anderen durch einen angenehmen Geschmack aus, da sie natürlich vorkommende Aromen durch die geringe Verarbeitung bewahren kann.

Grundlagen der Flaschennahrung

Fast alle Säuglingsnahrungen basieren auf Kuhmilch. Sie wird jedoch unterschiedlich aufbereitet und verarbeitet. Da es sich bei der Säuglingsmilch um eine alleinige Nahrung des Kindes handelt, muss sie alles enthalten, was dem Bedarf entspricht. Dazu gibt es verschiedene Konzepte:

- **Stofflicher Qualitätsansatz – die Formula-Nahrung**

Die Ersatznahrung wird *stofflich* so identisch wie möglich angeglichen. Dazu werden einzelne Nährstoffe isoliert, zugesetzt oder entfernt wie beispielsweise Milcheiweiß, Milchzucker und Fettsäuren. Die Einzelkomponenten werden neu zusammengesetzt und bestimmte Zusätze wie Vitamine und Mineralstoffe zugefügt. Nach diesem Prinzip sind die Säuglingsfertignahrungen (Anfangs- und Folgemilch) aufgebaut, die substanziell der Muttermilch ähnlich sind (+ Sicherheitszuschläge). Gegenüber der Muttermilch fehlen jedoch Immunstoffe, Enzyme, Hormone. Lange Haltbarkeit und einfache Handhabung erfordern zudem intensive Verarbeitung. Dies mindert den Gehalt an hitzeempfindlichen Inhaltsstoffen wie Vitaminen. Sie werden ebenso wie Mineralstoffe als synthetische Salze extra zugesetzt. Auf den einheitlichen Geschmack wurde schon hingewiesen.

- **Ganzheitlicher Qualitätsansatz – selbstzubereitete Nahrung**

Die Ersatznahrung besteht aus Lebensmitteln, die der Muttermilch angeglichen sind. Die frische Zubereitung von vollwertigen Lebensmitteln ohne synthetische Zusätze vermittelt dem Kind neben Nähr-

---

8 Babynahrung prägt Geschmack. „Ernährungsrundbrief" 1-05, S. 49

stoffen auch Kräfte der Lebensmittel. Daher soll nur so viel verarbeitet werden wie nötig. Dieses Konzept basiert auf einem ganzheitlichen Qualitätsansatz, der neben den Nährstoffen Kräfte des Lebendigen, Geschmack, Einflüsse der Verarbeitung und Zubereitung einbezieht. Nachteil ist ein geringerer Mineral- und Vitamingehalt, weil es keine synthetischen Zusätze, aber auch weniger Verluste gibt. Zur Ergänzung werden im 2. Monat Säfte empfohlen.

- **Ammenmilch**

Hierbei wird eine menschliche Milch gefüttert, die jedoch von einer anderen Frau als der Mutter stammt. Dieser früher so häufige Ersatz ist heute aus hygienischen, praktischen und gefühlsmäßigen Gründen unüblich geworden.

Säuglingsanfangsnahrung

Seit 2009 gilt eine Neufassung des Gesetzes über Säuglingsanfangsnahrung. Danach sind die Inhaltsstoffe genau festgelegt. So darf nur Eiweiß aus Kuhmilch oder Soja enthalten sein. Dies schließt z.B. Ziegenmilch aus. Diese Fertignahrung muss bis auf Wasser alle Zutaten enthalten. Außerdem sind hohe Mindestmengen an Vitaminen und Mineralstoffen vorgeschrieben. Deshalb wird die Nahrung vitaminiert und mineralisiert. Dies ist zum Teil wegen der intensiven Verarbeitung nötig. Solche Zusätze sind nicht im Sinne eines ganzheitlichen Verständnisses von Lebensmittelqualität. Synthetischer Vitamin- oder Mineralstoffzusatz ist etwas anderes als der natürliche Gehalt, und es ist nicht genau bekannt, wie das Kind diese Zusätze verwerten kann. Hintergrund des Gesetzes ist die Herstellung einer hygienisch sicheren, Nährstoff definierten, einfach zuzubereitenden Babynahrung. Säuglingsanfangsnahrung wird heute allgemein empfohlen und ist weit verbreitet.
Es gibt verschiedene Sorten: Säuglings*milch*nahrung ist für alle gesunden Kinder gedacht, die Fertignahrung bekommen sollen. Pre Nahrung ist dünnflüssig und enthält als Kohlenhydrat nur Laktose wie Muttermilch, die 1-er Milchnahrung ist etwas sämiger, enthält als Kohlenhydrat auch Stärke oder Maltodextrin. Das adaptierte (angepasste) Eiweiß muss ein Casein-Molkeneiweiß-Verhältnis von 1:1 auf-

weisen, der Eiweißgehalt darf insgesamt nur 1,75 % betragen (Muttermilch 1,1 %). *Anfangsnahrung Typ 1b* sollen allergiegefährdete Kinder bekommen, allerdings nicht ohne ärztliche Begründung (s. S. 86). *Sojanahrung* wird inzwischen wegen hoher Allergenität, dem Gehalt an Phytoöstrogenen und Phytin nur als Ausnahme empfohlen.

Einteilung der Säuglingsfertignahrungen

1 Säuglingsanfangsnahrung (1.-6. Monat)
1a *Säuglingsmilchnahrung*
 - Pre-Nahrung
 - Typ 1-Nahrung
1b *Anfangsnahrung*
 - Sojanahrung
 - HA 1-Nahrung (hypoallergene Nahrung)
2 Folgenahrung (ab 7. Monat)
2a Folge*milch*
2b HA 2-Nahrung

Folgemilch 2 ab dem 7. Monat und Folgemilch 3 ab dem 10. Monat müssen nicht sein. Sie enthalten teilweise andere Zucker, sind dadurch süßer. Ferner haben sie weniger Zusätze, da sie nicht mehr Alleinnahrung sind, sondern durch andere Beikost ergänzt werden wie Breie. Die Anfangsnahrung könnte problemlos weitergefüttert werden. Tatsächlich ersetzen jedoch die meisten Eltern die Anfangsnahrung durch Folgenahrung, was auch psychologische Gründe hat.

Jede Fertignahrung hat verschiedene Verarbeitungsschritte durchlaufen, die die einzelnen Bestandteile verändern, aber auch belasten z.B. Milchtrocknung, Fettraffination, Entmineralisierung. Die Qualität der lebendigen Kräftestruktur wird vermindert oder ist bei synthetischen Zusätzen nicht vorhanden. Ihr Vorteil ist die standardisierte Nährstoffangleichung vor allem des Eiweißes an die Muttermilch, schnelle Zubereitung, fertige Zusammensetzung, Hygiene und lange Haltbarkeit. Eltern mit wenig Kocherfahrung und wenig Zeit haben so eine schnell zubereitete Nahrung für ihr Kind. Dies kann sehr hilfreich sein.

Trotzdem soll nicht vergessen werden, dass Stillen die beste Babynahrung ist – der Gesetzgeber hat verfügt, dass dies auf jeder Packung von Säuglingsnahrung stehen muss.

Bei den Fertignahrungen gibt es Angebote mit Bio-Zutaten (z.B. Holle, Sunval), die empfohlen werden. Dies bedeutet, dass Milch-, Molkenpulver und Öle in Bio-Qualität sind, ferner dürfen keine gentechnisch erzeugten Zusätze enthalten sein. Manche Produkte können wegen der Omega-3-Fettsäuren Fisch- und Eiöle enthalten, die oft einen unangenahmen Geschmack aufweisen. Solche Produkte werden nicht empfohlen.

Übliche Bestandteile sind bei Säuglingsmilchnahrung Typ 1: entrahmtes Milchpulver, Molkenpulver (zur Erhöhung der Molkeneiweiße), Milchfett und raffinierte pflanzliche Öle, Laktose, Maltodextrin (zur Kohlenhydratanreicherung) sowie die gesetzlich vorgeschriebenen Mineralsalze und Vitamine.

Selbstzubereitete Flaschennahrung

Selbstzubereitung wird heute vielfach abgelehnt, da diese Nahrung nicht die Zusätze und damit Nährstoffähnlichkeit einer Säuglingsanfangs- und Folgenahrung hat und vielen Eltern eine hygienische und rezeptgenaue Zubereitung nicht zugetraut wird. Wenn Eltern aber die Nahrung für ihr Kind selber herstellen möchten, so gibt es Rezepte, die jahrzehntelang verwendet wurden. Im Folgenden werden sie vorgestellt.

Das Vorbild für eine selbstzubereitete Flaschennahrung ist die Muttermilch. Grundlage ist Kuhmilch (andere Milcharten S. 85) wie bei den Fertignahrungen. Als Kohlenhydrat nimmt man Milchzucker und Getreidemehle, der Fettanteil wird durch pflanzliche Öle erhöht. Eine stärkefreie Säuglingsnahrung lässt sich aus Milch, Mandelmus und Milchzucker zubereiten (S. 33). Die Zutaten ähneln denen der Fertignahrung. Es fehlen die synthetischen Zusätze, die Eiweißanpassung durch Molkenpulver und die Entfernung des Eiweißes aus den Getreidemehlen.

Vorteile sind die frische Zubereitung, Auswahl der Lebensmittel in der gewünschten Qualität, ein natürlicher Geschmack und geringe Verarbeitung. Grundsätzlich erfordert jede Selbstzubereitung gewissenhaftes Arbeiten nach Rezepten mit Diätwaage und strikte Beachtung der Hygiene.

Im Folgenden werden 2 Varianten von Flaschennahrung vorgestellt:
- Säuglingsmilch mit Getreideschleim
- Säuglingsmilch mit Mandelmus

Bis zum vollendeten 4. Monat wird Flaschennahrung gefüttert. Dies kann bis zum Ende des 6. Monats ausgedehnt werden. Zur ausreichenden Versorgung mit Vitamin A und C wird von der 6. Woche an teelöffelweise Saft (z. B. Karottensaft und schwarzer Johannisbeersaft) empfohlen (s. S. 35). Dies entfällt bei Fertignahrung, da dort diese Vitamine als Zusätze enthalten sind.

Zutaten zur selbst zubereiteten Flaschennahrung

Für die selbst zubereitete Säuglingsmilchnahrung benötigt man folgende Zutaten:
- Milch
- Getreideschleim
- Süßungsmittel
- Öl oder Mandelmus

Milch

Als Qualität wird Demeter-Vollmilch oder eine Bio-Milch empfohlen. Die Milch sollte pasteurisiert oder eine Vorzugsmilch sein. Letztere sollte bei Kindern unter 3 Monaten abgekocht werden, da bei Instantbreien kein Aufkochen mehr erfolgt. Man beginnt mit verdünnter Milch je nach Alter:

- bis 6. Monat: Halbmilch (halb Milch halb Wasser)
- 7.-8. Monat: 2/3 Milch
- ab 9. Monat: Vollmilch oder 4/5 Milch

Milch wird immer in Verbindung mit anderen Zutaten verwendet. Zur Allergieprävention soll *pure* Milch nicht als Getränk im ersten Lebensjahr gegeben werden. Hinweise zur Ernährung bei Allergiegefährdung oder Kuhmilchunverträglichkeit S. 85f.

Getreide

Für die Flaschennahrung kann Getreide Kohlenhydrate liefern. Da es in der Muttermilch kein höheres Kohlenhydrat, sondern nur leicht verdaulichen Milchzucker gibt, muss die Getreidestärke durch die Zubereitung so abgebaut sein, dass sie teilweise verzuckert. Dann ist sie leichter verdaulich. Jeder kennt dieses Phänomen beim langen Kauen von Brot. Der Säugling lernt erst langsam, aus Stärke Zucker zu bilden. Deshalb bekommt er neben dem Schleim auch Milchzucker. Als Getreideanteil wird Reisschleim (Demeter-Qualität, z. B Holle) oder TAU (Erdmannhauser) empfohlen.

Schleim z.B. Reisschleim	eingeweichtes Vollkornmehl, gekocht, gequollen, durch ein Haarsieb gepresst: *die feinsten Anteile des Breis.* Als Handelsprodukt fertig
Säuglings-Getreidebrei	gekochter Getreidebrei aus Feinschrot - als Handelsprodukt ein fertiges Pulver
Frischkornbrei	eingeweichter, ungekochter Getreideschrot *nicht für Säuglinge geeignet!*

Ab dem 5./6. Monat können Getreidemehle und auch Buchweizen gegeben werden. Man kann die Getreidemehle selber herstellen oder als fertige Nahrung kaufen. Die eigene Zubereitung erfordert ein Einweichen, Kochen und Nachquellen, damit sie ausreichend verdaulich für das Kind sind. (s. S. 49). Ungenügend zubereitetes Getreide - dazu zählt auch Frischkorn - vertragen viele Kinder nicht und reagieren mit Verdauungs- und Gedeihstörungen.

Süßungsmittel

Um den hohen Zuckeranteil der Muttermilch zu erhalten, wird neben Getreideschleim Milchzucker zugefügt. Er ist der natürliche Zucker der Milch und unterscheidet sich von anderen Zuckern durch seine geringe Süße mit nur 20 % der Süßkraft von weißem Zucker. Gibt man ihn allein, so wirkt er abführend. Der Fettgehalt der Flaschennahrung verhindert dies, da der Speisebrei langsamer in den Darm gelangt. Ab dem 5. Monat kann man andere Süßungsmittel verwenden.

Öl und Mandelmus

Fett liefert Energie und Wärme für das Kind. Geeignet sind hochwertige Pflanzenöle wie von Raps, Walnuss, Sonnenblume oder Weizenkeimen. Das Öl wird kurz vor dem Füttern mit der Milch verschlagen. Man benötigt 1,5 % Öl oder zum besseren Emulgieren 1 % Öl sowie 0,5 % Sahne.

Die *Mandel* ist recht fettreich und eignet sich daher als Zusatz; ihr Fett liegt als Emulsion vor. Wegen des hohen Eiweißgehalts muss im Rezept der Milchanteil gesenkt werden. Die Mandel ist als Rosengewächs mild und ausgeglichen. Trotzdem muss beobachtet werden, ob das Kind das Mandelmus verträgt. Für Säuglinge ist weißes Mandelmus geeignet. Bio Firmen verwenden bittermandelfreie, oft kalifornische Qualitäten.

1. Variante Säuglingsmilch mit Getreide

Grundrezept *Säuglings-Halbmilch mit Reisschleim*: für 100 ml
50 ml Milch
50 ml Wasser
4 g Milchzucker
2,5 g Reisschleim (trocken)
1,5 g Öl

Der Reisschleim wird mit Milchzucker, Milch und Wasser nach Rezept zubereitet. So entsteht Halbmilch, eine Nahrung für die ersten Lebenswochen. In der Flasche befinden sich dann Milch, Reisschleim, Milchzucker und Öl. Dabei richtet sich die Milchverdünnung nach dem Lebensalter. Süßungsmittel, Getreide und Öl verändern sich in der Menge mit dem Lebensalter erst einmal nicht.

Schema der Flaschennahrung eines gesunden Säuglings

Lebensalter	Zahl der Mahlzeiten	Milchtrinkmenge pro Tag	Art der Nahrung
0.-3. Woche	5-6	1/5 -1/6 des Körpergewichtes	Halbmilch mit Schleim
4.-6. Woche	4-5	1/5 -1/6 des Körpergewichtes	Halbmilch mit Schleim
7.-12. Woche	4-5	1/6 des Körpergewichtes	Halbmilch mit Schleim + Säfte
ab 4. Monat	4	1/7 des Körpergewichtes	Halbmilch mit Schleim + Säfte
ab 5./6. Monat	2 Flaschen	400 - 500 ml	Zweidrittelmilch mit Schleim+ Brei

Vom 5./6. Lebensmonat an wird die Milch als Zweidrittelmilch mit 1/3 Wasser verdünnt. Ab dem 8./9. Monat verträgt das Kind dann Vollmilch im Brei. Besser ist es, die Milch noch etwas zu verdünnen und ca. 1/5 mit Kräutertee, Saft oder Wasser zu ergänzen.
⇨ Rezepte Nr. 1-2

2. Variante Säuglingsmilch mit Mandelmus

Grundrezept *Säuglings-Halbmilch mit Mandelmus*
für 100 ml (ab 4./5. Monat)
50 ml Milch
50 ml Wasser
4 g Milchzucker
3 g Mandelmus
2 g z.B. Reisschleim (trocken)

Eine getreidefreie Variante der Selbstzubereitung ist die Herdecker Säuglingsmilch mit Mandelmus. Mandelmus liefert Fett und Eiweiß, so dass mit Milch, Milchzucker und Wasser eine Nahrung für die ersten drei Monate vorhanden ist. Vom 4. Monat an wird Getreideschleim zugegeben.

Man mischt die Milch mit dem Wasser, erhitzt auf 74° C, gibt Mandelmus und Milchzucker dazu. Der Säugling erhält hier:

Drittelmilch mit Mandelmus	1. Tag - 3. Monat
Halbmilch mit Mandelmus	4./5. Monat
2/3 Milch mit Mandelmus	ab 5./6. Monat

In der Flasche befinden sich dann Milch, Wasser, Mandelmus, Milchzucker und ab dem 4. Monat auch Getreideschleim.
⇨ Rezepte Nr. 3-5

Ernährungsplan für „Herdecker Milchnahrung"

Lebensalter	Anzahl Mahlzeiten	Milchtrinkmenge pro Tag	Art der Nahrung
0. - 3. Woche	5-6	1/5 -1/6 des Körpergewichtes	Drittelmilch mit Mandelmus
4. - 6. Woche	4-5	1/5 -1/6 des Körpergewichtes	Drittelmilch mit Mandelmus
7. - 12. Woche	4-5	1/6 des Körpergewichtes	Drittelmilch mit Mandelmus + Säfte
ab 4. Monat	4	1/7 des Körpergewichtes	Halbmilch mit Mandelmus und Getreide + Säfte
ab 5./6. Monat	2 Flaschen täglich	400 - 500 ml	Zweidrittelmilch m. Mandelmus, Getreide + Brei

Flasche und Sauger

Beim Sauger sollten die Löcher nicht zu groß sein. Sonst trinkt das Kind zu schnell und hastig, oft zuviel, es kann vermehrt spucken und schlechter verdauen. Allerdings gibt es beim Reisschleim und besonders bei Vollkornmehlen öfter größere Partikel als bei Fertignahrung. So wird man vorsichtig die Löcher vergrößern müssen. Flasche und Sauger müssen gründlich gereinigt werden. Sterilisationsbäder sind nicht zu empfehlen, es genügt die Flaschen regelmäßig auszukochen. Später, wenn das Kind sich bereits auf dem Boden aufhält (5./6. Monat), muss nicht mehr ausgekocht, aber gründlich gereinigt und mit heißem Wasser nachgespült werden.

Säfte - Tee - Wasser

Säfte werden wegen ihres Vitamingehaltes empfohlen, besonders für nicht gestillte Kinder, die mit selbstzubereiteter Flaschennahrung ohne künstlichen Vitaminzusatz ernährt werden. Gestillte Kinder brauchen keine Säfte in den ersten Monaten. Geeignet ist anfangs die Möhre. Sie wird geschält und dann roh auf einer Reibe zerkleinert. Mit einer Glasreibe geht es besonders schonend. Die Schnipsel werden in einem sauberen Taschentuch ausgedrückt, den Saft gibt man dem Kind löffelweise. Zunächst genügen 1-2 Teelöffel. Diese Menge wird langsam gesteigert auf 3-4 Löffel. Neben der Möhre soll auch Obst wegen des Vitamin C Gehaltes gefüttert werden. Besonders reich an Vitamin C sind schwarze Johannisbeeren oder milder Orangensaft. Bei letzterem muss man darauf achten, dass das Kind nicht wund wird von der Säure. Der Saft kann der Flasche zugefügt werden. Sobald das Kind Obstbrei erhält, ist die Saftzugabe nicht mehr nötig. Geeignet sind nach einiger Zeit Himbeeren, Kirschen, Birnen und Pfirsiche. Vorsichtig sollte man mit saurem Obst wie rote Johannis-, Stachelbeeren, Zitrone, Erdbeeren und Aprikosen sein. Sie führen eventuell zum Wundwerden des Kindes oder einem Hautausschlag.

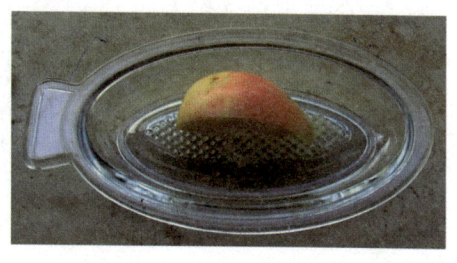

Am besten ist es, die Säfte frisch zuzubereiten. Wenn die Zeit dazu oder frische Früchte fehlen, findet man im Handel Frucht- und Gemüsesäfte in Demeter-Qualität speziell für Babys und Kleinkinder.
⇨ Rezepte Nr. 11-14

Während der Stillzeit braucht das Kind eigentlich keine zusätzliche Flüssigkeit. Jedoch gibt es Ausnahmen z.B. wenn es sehr warm ist und das Kind stark schwitzt, bei Blähungen oder Erkrankungen.

Fencheltee eignet sich schon in den ersten Lebenswochen. Später kann man Fenchel, Kümmel und Anis mischen. Danach kommen viele Kräutertees wie Pfefferminze, Melisse, Kamille, auch gemischt in Frage.
⇨ Rezepte Nr. 6-10

Tee lässt sich leicht zubereiten. Die Samen werden mit Wasser aufgesetzt und gekocht, dann abgesiebt. Die jeweils benötigte Menge kann dann in das Teefläschchen gefüllt und gewärmt werden. Wenn es schnell gehen soll, gibt es auch fertige Teebeutel. *Instantisierter* Tee ist neben dem Mahlen getrocknet und oft gesüßt. Hier sind Bedenken an der Qualität und gegen das Süßen anzumelden.

Soll man Tee süßen? Der Säugling kennt als Nahrung die süße Muttermilch bzw. Flaschennahrung. Sein Geschmack ist auf das Süße gerichtet, und dies hat seine Begründung in dem Bedürfnis des Nerven-Sinnes-Systems nach Zucker. Er ernährt die Nerven und das sich entwickelnde Gehirn. Wird er allerdings als weißer Haushalts-, Frucht- oder Traubenzucker zugeführt, so wird das Blut mit Zucker überlastet, das Hormon der Bauchspeicheldrüse Insulin muss für den raschen Weitertransport in die Zellen sorgen. Außerdem besteht die Gefahr von Karies an den Zähnen. Deshalb wird vom Süßen abgeraten.

Auch (abgekochtes) Leitungswasser oder mineralarme Wasser sind zum Trinken geeignet. Sie sollten allerdings dem Kind immer warm gegeben werden. Kein Getränk ist zum Dauernuckeln geeignet. Ein Mineralwasser darf mit dem Zusatz "Geeignet für die Zubereitung von Säuglingsnahrung" werben, wenn bestimmte Höchstwerte nicht überschritten werden.

III. Beikost

Einführung der Beikost

Hiermit beginnt eine neue Phase für den Säugling. Der Brei ist die erste Stufe des Übergangs auf feste Nahrung. Während das Kind in seinem Werden im Mutterleib ganz auf die flüssige Nahrung durch den mütterlichen Organismus angewiesen ist, löst sich diese Beziehung nach der Geburt langsam. Das Kind erhält weiterhin flüssige Nahrung, entweder direkt von der Mutter oder, wenn nicht gestillt werden kann, durch Flaschennahrung. Erst wenn der Säugling sich ein wenig an die Lebensformen auf der Erde angepasst hat, beginnt er aufgeschlossener zu werden für die Umgebung und auch für neue Formen der Ernährung.

In den ersten Wochen ist das Kind ja ganz Sinneswesen, dabei entwickelt sich zuerst der Tastsinn. Die Bewegungen, das Sehen und Hören schärfen sich langsamer. Am Ende des dritten Monats reagiert das Kind dann auch für Fremde sichtbarer: es lächelt bewusster und fixiert mit den Augen Gegenstände. Die Zeit des Breies ist meist gekommen, wenn das Kind sich in der Umgebung bewegt: ein erstes Drehen, Robben oder Sitzen zeigt die neue Art der "Erderkundung".

Einführung der Breikost

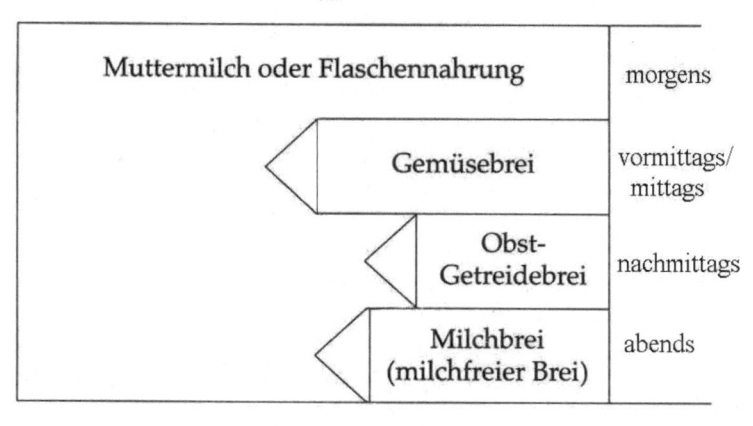

Muttermilch oder Flaschennahrung	morgens
Gemüsebrei	vormittags/ mittags
Obst-Getreidebrei	nachmittags
Milchbrei (milchfreier Brei)	abends

1. 2. 3. 4. 5. 6. 7. 8. 9. 10. 11. 12. Monat

Ebenso fällt ein vermehrter Speichelfluss auf. Jetzt ist der Säugling auch aufgeschlossen, sich auf festere Kost einzustellen; die Auseinandersetzung mit dem Irdischen beginnt auch im Nahrungsbereich. Gestillte Kinder sollten idealerweise 6 Monate voll gestillt werden, danach beginnt die Breiphase (ab dem 7. Monat).

Die Aufnahme von „Fremdnahrung" ist ein entscheidender Schritt in die Selbstständigkeit des Kindes. Der Säugling beginnt sich aus der engen Beziehung zur Mutter zu lösen. Dies müssen Kind und Eltern wollen. Es ist hilfreich, auf das Verhalten des Kindes zu achten.

Vor dem 4. Monat sollte keine Breikost gegeben werden. In dieser Zeit ist Muttermilch oder Flaschennahrung das Beste für das Kind. Zu frühe Breikost kann eine zu schnelle Hinwendung zum Festen sein. Bei zu später Einführung fehlen dem Kind möglicherweise Nährstoffe, die es nicht mehr genügend mit der Muttermilch bekommt. Dies kann z.B. die Infektanfälligkeit erhöhen.

Wie geht man vor, um den ersten Brei anzubieten? Manche Kinder verlangen von sich aus nach Nahrung, die sie bei den Mahlzeiten der Eltern sehen. Andere haben es schwer, sich an den Löffel zu gewöhnen. Es kann hilfreich sein, bereits im 5. Lebensmonat dem Kind Saft vom Löffel zu geben, so dass es sich an die neue Art des Essens gewöhnt.

Man beginnt damit, vormittags bzw. mittags (10-12 Uhr) etwas Gemüsebrei, evtl. zunächst gesüßt mit Apfel oder Banane zum Stillen zuzufüttern. Am besten wählt man einen Tag, an dem etwas Zeit ist, und das Baby gut ausgeschlafen hat. Die Menge steigert sich im Laufe der Zeit langsam auf eine volle Mahlzeit (200 g). Anfangs sind es oft nur ein paar Löffel, danach wird die Mahlzeit durch Stillen oder Flasche ergänzt. Bei manchen Kindern geht die Akzeptanz rasch, bei anderen dauert es länger. Im einzelnen Fall kann es sogar nötig sein, mit Gemüsezugaben in der Flasche zu beginnen. Meist braucht man dann einen Breisauger mit breiter Öffnung. So erhalten auch die Kinder, die noch länger die flüssige Nahrung verlangen, die wichtigen Nährstoffe des Gemüses. Trotzdem sollte weiter ohne Zwang versucht werden, das Kind an das Essen vom Löffel zu gewöhnen.

Etwa einen Monat später, also 6. bzw. 8. Monat je nach Beginn der Breimahlzeiten wird abends ein Milchbrei (oder milchfreier Abendbrei) bereitet, den man zusätzlich zum Stillen gibt. Ist das Kind sehr hungrig, empfiehlt es sich, erst die Brust zu geben, sonst ist es umgekehrt günstiger. Nach einiger Zeit kann die Breimenge auf die ganze

Mahlzeit ausgedehnt werden (etwa 200 g). Die Menge an Muttermilch wird sich auf den geänderten Bedarf einstellen. Bei allergiegefährdeten Kindern füttert man oft erst den milchfreien Obst-Getreide-Brei und erst einen Monat später den Abendbrei mit Milch oder bei Allergikern den milchfreien Abendbrei.

Einführung der Mahlzeiten *Angaben gestillte Kinder in Klammern*

0.-4. (6.) Monat
ausschließlich Muttermilch oder Flaschennahrung
ab 5. (7.) Monat
1 Beikostmahlzeit: Gemüsebrei
ab 6. (8). Monat
2 Beikostmahlzeiten: Abendbrei und Gemüsebrei
ab 7. (9.) Monat
3 Beikostmahlzeiten: Gemüsebrei, Abendbrei, Obst-Getreidebrei
ab 10. -12. Monat
letzte Stillmahlzeit ersetzt durch Morgenbrei, Brot oder Flasche

Nachdem die beiden Mahlzeiten ersetzt sind, wird wieder einen Monat später nachmittags ein Obst-Getreide-Brei eingeführt. Somit stillt die Mutter jetzt noch morgens und manche Kinder auch nachts. Hier kann es helfen, nachts den Kindern stattdessen Tee anzubieten. Die letzte 4. Stillmahlzeit (morgens) wird etwa ab dem 10.-12. Lebensmonat ersetzt, entweder durch einen Morgenbrei (wie Abendbrei) oder durch Brot, Babymüsli. Die Art der Morgenmahlzeit ist individuell. Damit endet die Stillzeit ungefähr mit dem 12. Lebensmonat des Kindes. Die Säuglingszeit ist zu Ende. Es beginnt die Einführung in die Familienkost.

Die Beikost-Verordnung

In den letzten Jahrzehnten hat sich gesetzlich viel geändert für die Säuglingsnahrung, die im Handel angeboten wird. Seit 1999 regelt die Beikost-Verordnung die Produkte für Säuglinge und Kleinkinder. Darunter fallen: Getreidebreie, Gläschenkost, Teigwaren für Kleinkinder, Babymüslis, Zwieback und Kekse für Kleinkinder und Babysäfte.

Nach der Verordnung dürfen Getreidezubereitungen für Säuglinge erst ab dem 5. Monat, also nach dem 4. Monat angeboten werden.

Dies soll der Allergieprophylaxe dienen, bei der möglichst wenig verschiedene Eiweiße in der Säuglingsnahrung enthalten sein sollen. Im Getreide ist Geteideeiweiß enthalten. Ausnahme ist der Reisschleim, der sich bei Durchfall bewährt hat.

Neben vielen positiven Ansätzen zur Hygiene, Freiheit von groben Bestandteilen fordert die Beikost Verordnung einen hohen Gehalt an bestimmten Vitaminen. Dies stößt auf Kritik von Seiten der anthroposophischen Ernährung und widerspricht Grundsätzen der ökologischen Anbauverbände. Die Mindestgehalte sind nämlich so hoch gesetzt, dass sie nicht einmal von den natürlichen Produkten erreicht werden. Deshalb müssen Getreideprodukte für Babys mit Vitamin B_1, Babysäfte mit Vitamin C bzw. A angereichert werden. Beim Kauf fertiger Säuglingsnahrung findet man daher im Zutatenverzeichnis auch die gesetzlich vorgeschriebenen Vitamine. Ein synthetisches Vitamin ist jedoch nicht identisch mit einem in der Pflanzenzelle gebildeten. Vitamine sind keine irgendwie am Mehl oder dem Gemüse klebende Substanzen, sondern in die Pflanzenzelle integrierte Stoffe, die im Austausch mit anderen wirken. Dies ist bei Zusätzen nicht der Fall. Die Kinder müssen diese Stoffe in ihren Organismus aufnehmen oder ausscheiden. Dies kann eine Belastung darstellen.

1. Gemüse-Getreide-Brei

Die erste Breimahlzeit ist das Gemüse, später ergänzt durch Getreidezugabe. Da das Verdauungssystem des Säuglings noch zart und empfindlich ist, wird man leichtverdauliche Gemüse wählen. Welche Arten sind für das erste Lebensjahr geeignet? Womit sollte man beginnen? Im 6. Kapitel wird eine Methode zur Auswahl der Gemüse im Hinblick auf die Konstitution des Kindes vorgestellt, in diesem Kapitel finden Sie die praktischen Hinweise zur Zubereitung und im 8. Kapitel ⇒ die Rezepte Nr. 15-21

Der Gemüse-Getreide-Brei besteht aus den Komponenten
- Gemüse
- Getreide
- Fett
- evtl. Obst

Gemüseauswahl

An erster Stelle steht die Qualität. Sie sollte biologisch-dynamisch (Demeter) oder Bio sein. Wer in seinem Garten ungespritztes Gemüse ohne Mineraldünger anbaut, hat ebenfalls eine gute, frische Qualität zur Verfügung. Es wird saisonal reifes Gemüse empfohlen. Die Ausreifung verstärkt die Licht- und Wärmekräfte. Ebenso ist regional angebautes Gemüse vorzuziehen. Es wächst unter den Umwelteinflüssen heran, unter denen auch das Kind lebt. Dabei muss die Regionalität nicht zu eng gesehen werden. Exoten aus fernen Ländern und anderen Klimazonen sollten aber wenig beim kleinen Kind verwendet werden. Ausnahme wäre eine gezielte diätetische Anwendung.

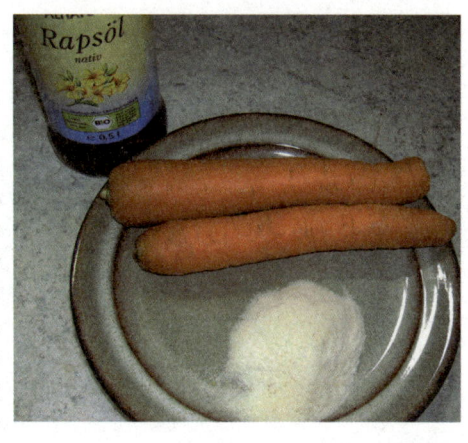

Möhren liegen in der Beliebtheit für Säuglinge ganz vorn. Die meisten verkauften Gläschen sind solche mit Möhrenbrei. Die Möhre schmeckt süßlich – ähnlich wie die Muttermilch. Allergien gegen Möhren sind bei Babys sehr selten, bei Erwachsenen dagegen häufiger. Manchmal kann eine Unverträglichkeit an der Sorte liegen. Es gibt neue Züchtungen von samenfesten Sorten, die ihre Eigenschaften stabil bei der Fortpflanzung vererben im Gegensatz zu den verbreiteten Hybridsorten. Diese schmackhaften Sorten heißen z.B. Rodelika, Robila oder Milan. Sie sind in Naturkostläden erhältlich. Es gibt auch Möhrensaft von ihnen. Wenn man Probleme bei der Besorgung von Gemüse hat, kann man nur mit Möhren ein Kind im ersten Lebensjahr vollwertig mit Gemüse versorgen.

Im zweiten Lebensjahr sollte ein Kind allerdings mehr Gemüse kennenlernen. Möhren gehören wie *Pastinaken* und *Gemüsefenchel* zu den Doldenblütlern. Pastinaken allein oder gemischt mit Möhren sind ebenfalls empfehlenswerte Wurzelgemüse. Gemüsefenchel ist für manche Kinder im Geschmack zu aromatisch.

Das Gänsefußgewächs *Rote Bete* – vor allem die Sommerknollen – weist mit den dunkelroten Anthocyanen eine Farbigkeit auf und ist gut verträglich, lockert etwas den Stuhl. Teilweise hat die Rote Bete einen etwas höheren Nitratgehalt, weshalb man sie nicht zu oft und nur in Bio-Qualität verwenden sollte.

Empfehlenswerte Gemüse für den Säugling

Gemüse	Pflanzenfamilie
Möhre, Pastinake, (Fenchel)	Doldenblütler
Kürbis, Zucchini, Gurke	Gurkengewächse
Blumenkohl, Brokkoli, Kohlrabi, Steckrübe, Romanesco, (Chinakohl)	Kreuzblütler
Rote Bete, Mangold, Spinat	Gänsefußgewächse
Schwarzwurzel, (Kopfsalat)	Korbblütler
grüne Bohnen, grüne Erbsen (Schoten)	Hülsenfrüchte
Süßkartoffel	Windengewächs

( ) wenig bzw. mit Einschränkungen

Die *Süßkartoffel* oder *Batate* ist nicht mit der Kartoffel verwandt, sondern ein Windengewächs. Ihr süßer Geschmack macht sie geeignet für die Babynahrung, die orangefarbene Süßkartoffel enthält Carotinoide wie die Möhre. Sie hat einen hohen Stärkegehalt vergleichbar der Kartoffel. Daher kann man Süßkartoffeln gut mit Möhren oder anderem Gemüse kombinieren. Es gibt sie als orangerote oder weiße Knollen.

Schwarzwurzeln weisen wie Pastinaken einen leicht süßlichen Geschmack mit etwas bitterer Komponente auf. Auch die gelbliche *Steckrübe* (Kohlrübe, Wruke), ein Kreuzblütler wie der Kohl, hat einen rübenartigen, süßlichen Geschmack und eignet sich ab und an als Gemüse.

Sonst sind von den Kohlarten *Kohlrabi, Blumenkohl* und *Brokkoli* verträglich – manchmal wegen Blähungen nur in kleinen Mengen. Das Blattgemüse *Spinat* sollte wegen des Nitratgehaltes eher selten genommen werden. Ähnlich verhält es sich mit dem verwandten *Mangold,* der sich sonst als geschmackliche Alternative zum Spinat anbietet, denn ihm fehlt das leicht Bittere. Spinat soll immer frisch zubereitet und wenn nicht verwendet, gleich gekühlt werden, da sich sonst schädliches Nitrit bilden kann.

Von den *Gurkengewächsen* ist *Kürbis* sehr beliebt. Vor allem die Arten Hokkaido und Butternut sind fester im Fleisch und haben mehr

Mineralstoffe als die wasserreichen Gartenkürbisse. Bei Babys vor dem 9. Monat sollte man den Hokkaido schälen, später kann man ihn auch mit Schale verwenden. Butternut muss immer geschält werden. Kürbis wird heute besonders für allergiegefährdete Kinder als erstes Gemüse empfohlen. Auch *Schmorgurken* und *Zucchini* werden gut vertragen. Zucchinisorten können relativ viel Eisen enthalten.

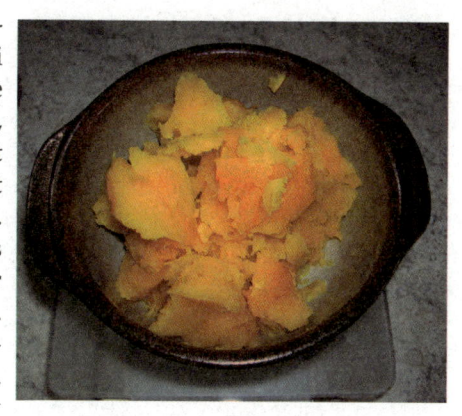

Kürbisfleisch

Von den Hülsenfrüchten gibt es als Gemüse *grüne Bohnen, Zuckerschoten* und grüne *Erbsen*. Sie haben als Gemüsefrucht Blattkräfte, was man an der grünen Farbe (Chlorophyll) sieht. Sie sind im Gegensatz zu den anderen Gemüsearten recht eiweißreich und können ab und an die Nahrung bereichern. Weniger empfohlen werden die blähenden Liliengewächse (Zwiebel, Knoblauch, Porree) und die schwerer verdaulichen Kohlarten. Porree kann in kleinen Mengen beigefügt werden, wobei die Verträglichkeit zu beobachten ist.

Nicht so empfehlenswert sind die Nachtschattengewächse, die teilweise das Alkaloid Solanin enthalten und über wenig Formkraft verfügen. Allerdings weisen sie eine große Vitalität auf, was bei schwächeren Kindern wiederum günstig sein kann. Paprika ist schwerer verdaulich auch wegen seiner Schale (rote Paprika geht am besten), Tomaten enthalten Säuren, auf die manche Kinder mit Wundsein reagieren. Die Kartoffel wird zwar vielfach empfohlen, enthält jedoch wenig Eisen und Eiweiß, was in der vegetarischen Ernährung ein Nachteil ist und durch Getreide besser abgedeckt wird. Sie kann ab und an verwendet werden. Die Süßkartoffel (Batate) kann mit ihrem Stärkegehalt eine Alternative sein.

Zubereitung des Gemüsebreis

Vom 5.-8. Monat muss das Gemüse fein püriert werden, damit das Kind es verwerten und vertragen kann. Dazu wird das Gemüse gedünstet und anschließend durch ein Sieb passiert („Flotte Lotte") oder mit einem Pürierstab oder Mixer zerkleinert. Am schonendsten kann man das Gemüse mit dem Sieb passieren, aber es ist mitunter zu aufwändig. Anfangs wird das Gemüse pur gegeben. Dabei kann zur Geschmacksverbesserung mal ein Apfel mit zerkleinert werden. Manche Gemüsearten werden dann besser angenommen. Bei Mischungen sind zwei Gemüsearten genug, denn die Organe des Kindes müssen erst das Schmecken und Verdauen erlernen und sollen nicht durch eine Fülle abgestumpft werden. Auch zur Allergieprävention führt man eine Gemüseart nach der anderen ein mit mindestens wöchentlichem Abstand. Dem pürierten Gemüse muss noch etwas Öl hinzugefügt werden, damit die fettlöslichen Vitamine verwertet werden und das Essen gehaltvoller wird.

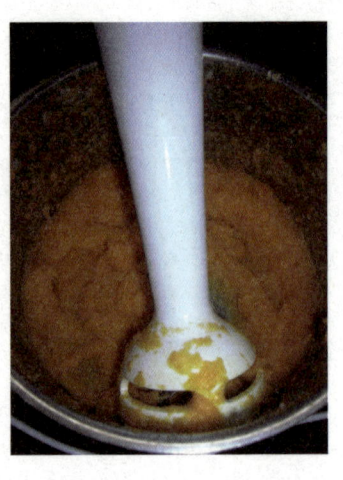

Im Übrigen kann man für drei Tage vorkochen. Das Gemüse wird dann püriert, gleich in Gläschen gefüllt und im Kühlschrank aufbewahrt.

Getreide

Mit steigendem Alter ab dem 7. Monat, wenn das Kind mehr Energie braucht und mehr als ein paar Löffelchen isst, wird der Gemüsebrei mit gekochtem Getreide versetzt; anfangs mit ein bis zwei Teelöffeln. Als Getreidezulage eignen sich Dinkel-, Hirse-, Maisgrieß, Reis-, Maismehl, Couscous oder Bulgur. Ebenfalls können Flocken verwendet werden. Man weicht sie ein und kocht sie kurz auf, so dass ein Brei entsteht. Auch eingeweichter Vollkornzwieback oder Knäckebrot sind geeignet. Milch oder Milchprodukte werden dem Gemüsebrei nicht zugefügt. Milch würde die Eisenaufnahme aus dem Gemüse

erschweren. Vom 8./9. Monat an besteht das Essen schon aus einem größeren Anteil Getreide und wird nicht mehr so fein zerkleinert (Juniorkost).
⇨ Rezepte Nr. 17-24

Fett

Fett ist erforderlich für die Zufuhr von Energie, essentiellen Fettsäuren und als Geschmacksgeber. Empfohlen werden Keimöle, Raps-, Sonnenblumen-, oder milde Olivenöle. Man benötigt 1 TL für 100 g Gemüsebrei, also etwa 2 TL für den gesamten Brei. Seit einiger Zeit bietet der Handel sogenannte *Beikostöle* an, Mischungen aus 2 oder 3 Ölen. Sie haben von den Omega-3- zu Omega-6 Fettsäuren ein Verhältnis von 1:5. Diese Empfehlung der Ernährungswissenschaft bezieht sich allerdings nicht auf ein einzelnes Öl, sondern den gesamten Tagesfettbedarf. Insofern kann eines der oben genannten Öle, die sich durch viele Omega-3-Fettsäuren auszeichnen, gut verwendet werden.

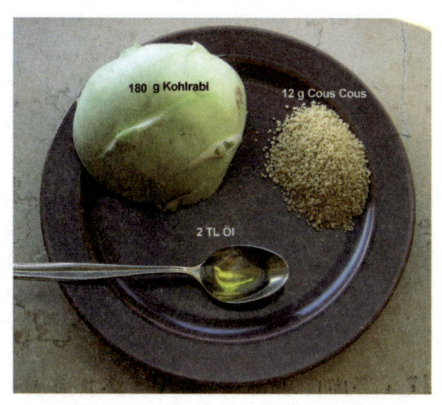

Weitere Zutaten?

Zulagen von Fleisch, Fisch oder Eiern sind nicht erforderlich, im Gegenteil: Sie belasten das Kind beim notwendigen Eiweißabbau und führen zu schnell zur Wachheit und Reife, wenn noch eine Ausreifungszeit wünschenswert wäre. Auch auf Kräuter, Zucker oder Süßungsmittel wird verzichtet. An Zucker und Süßungsmittel soll das Kind beim Gemüsebrei nicht gewöhnt werden. Kräuter werden wegen möglicher allergischer Reaktionen zur Sicherheit weggelassen.

Obst

In den Gemüsebrei kann anfangs etwas geriebener Apfel oder pürierte Banane dazugegeben werden. Dies soll helfen, das Kind, das die süße Muttermilch kennt, an den neuen, manchmal etwas herben

Geschmack des Gemüses zu gewöhnen. Sonst wird Obst im späteren Nachmittagsbrei gegeben.

Salzen der Nahrung?

Im ersten Lebensjahr benötigt der Säugling *kein* zugesetztes Salz. Es befindet sich in ausreichender Menge in den gefütterten Lebensmitteln vor allem in Milch. Erwachsene haben einen höheren Salzbedarf. Zuviel Salz in den ersten Lebensjahren belastet das Herz-Kreislauf-System des Kindes und führt schon in jungen Jahren zum Bluthochdruck. Nach dem ersten Lebensjahr kann man etwas Salz zugeben, langsam körnchenweise beginnend. Beim Zubereiten des Gemüses für die ganze Familie, wird dann nicht gesalzen, bis der Anteil für den Säugling abgenommen ist.

Gemüse in Gläschen

Vielfach verwendet werden auf Reisen, bei Besuch und manchmal auch regelmäßig Gemüsemahlzeiten für Säuglinge in Gläschen. Dazu ist zu sagen, dass es sich um Konserven handelt, die nicht mehr die Frische eines gerade zubereiteten Gemüsebreis haben. Die Rohware sind jedoch sorgsam ausgewählte Gemüse. Sie werden wie vorgeschrieben vom Gesetz her auf Nitrat und Schadstoffgehalte überprüft. Die Demeter-Waren unterliegen selbstverständlich zusätzlich den Bestimmungen der biologisch-dynamischen Wirtschaftsweise. Zum Vergleich koste man einmal die Gläschenkost und eine frische Zubereitung. Meist schmeckt der frische Brei besser.

Den meisten Gemüsegläschen sollte noch Öl zugefügt werden, um den Energieanteil zu erhöhen. Da auch der Vitamin C Gehalt durch die Erhitzung der Gläschen gering ist, sind ein paar Löffel Fruchtsaft nötig.

Anfangs sind so genannte Monogemüsegläschen, die nur eine Gemüseart enthalten, zu empfehlen. Am geeignetsten sind Möhre oder Kürbis. Zu viel verschiedene Gemüse in den ersten Lebensmonaten wird als Risiko für mögliche Allergien gesehen. Gemüsegläschen in Demeter oder anderer ökologischer Qualität können somit als Alternative besonders für Reisen und bei Besuchen gesehen werden.

Juniorkost

Ab dem 8./9. Monat können die Kinder schon gröbere Bestandteile in den Speisen vertragen. Meist sind auch schon die ersten Zähnchen da, so dass einige Kinder schon abbeißen können. Der Gemüsebrei wird deshalb gröber gelassen. Es gibt aber auch Kinder, die sich langsamer entwickeln, nicht so früh ihre Zähne bekommen und erst später die gröbere Kost vertragen. Hier muss man individuell auf sein Kind schauen.

Rohkost im 1. Lebensjahr?

Wie sieht es mit rohem Gemüse aus? Können Säuglinge es vertragen? Rohkost enthält Vitalstoffe wie Vitamine, Minerale, natürliche Farb- und Aromastoffe. Ferner weist die rohe Pflanze ein Höchstmaß an Lebenskräften auf. Verzehren wir sie, so muss unser Körper diese Kräfte „vernichten", um sie verdauen zu können. Wer wollte schon in sich ein Salatblatt wirken lassen? Diese Vernichtung stärkt die menschlichen Lebenskräfte. Je mehr sie gefordert werden, umso kräftiger werden sie. Wenn nun ein gerade an Beikost gewöhnter Säugling Rohkost bekommt, so stellt sie an ihn große Anforderungen. Hier muss er viele Kräfte aufbringen. Diese Aufgabe ist für die kleinen Kinder oft eine Überforderung. Daher beginnt man mit frisch gepressten Säften und führt Rohkost besser erst im zweiten Lebensjahr ein.

Manchmal werden rohe Möhren- oder Kohlrabistückchen zum Knabbern beim Zahnen empfohlen. Da sie sich nicht auflösen wie Brotkanten oder Reiswaffeln, muss man dabei bleiben, da die Gefahr des Verschluckens besteht. Harte Gemüsestücke sollten am besten gegeben werden, wenn das Kind schon Zähnchen hat, mit denen es das rohe Gemüse kauen kann.

2. Milch-Getreide-Brei

Mit dem Milch-Getreide-Brei wird bei Flaschenkindern ab dem 6. Monat, gestillten Kinder ab dem 7./8. Monat die Abendmahlzeit ersetzt. Nach 6 Monaten Stillzeit ist der Gemüsebrei der erste (ab 7. Monat). Der zweite Brei ist dann der Abendbrei, der einen Monat später eingeführt wird, also etwa ab dem 8. Monat bei gestillten Kindern, frühestens ab dem 6. Monat. Individuell können sich diese Zeiten verschieben.

Der Abendbrei besteht aus:
- Milch
- Wasser
- Getreide
- Obst oder süßes Gemüse (z.B. Möhre)
- evtl. Süßungsmittel

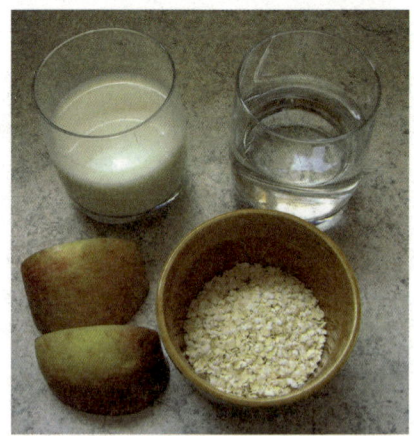

Sollen die Kinder keine Kuhmilch erhalten, wird der Abendbrei mit *anderer Milch* oder *milchfrei* zubereitet. Damit der Calcium- und Eiweißbedarf trotzdem gedeckt ist, wird eine andere Tiermilch oder Mandelmus gegeben. Dazu gibt es extra Rezepte (S. 85f. und 106).

Viele Mütter hoffen, dass die Kinder mit der Einführung einer sättigenden Breimahlzeit zum Abend eher durchschlafen als mit einer Still- oder Flaschenmahlzeit. Dies muss nicht zutreffen, denn die wenigsten Kinder melden sich nachts aus Hunger. Manchmal schlafen sie sogar unruhiger, weil die ungewohnte Nahrung anfangs Blähungen auslösen kann. Daher sollte man die Beikost nicht mit dem Milchbrei beginnen, sondern zuerst Gemüse- oder Obstbrei einführen.

⇨ Rezepte für Milchbreie Nr. 22-26, milchfreie Breie Nr. 27-30.

Milchsorte und Milchqualität

Kuhmilch ist Grundbestandteil – entweder als pasteurisierte Vollmilch oder Vorzugsmilch. H-Milch, hocherhitzte (ESL) Milch oder fettarme Milch werden nicht empfohlen, da sie intensiven Wärmebehandlungen unterliegen oder zu wenig Milchfett aufweisen. Vorzugsmilch sollte bei Säuglingen unter 3 Monaten aufgekocht oder mindestens auf 74°C erhitzt werden, da das Verdauungssystem des Säuglings noch nicht mit evtl. vorhandenen schädlichen Keimen fertig wird. Dieses Erhitzen geschieht beim Aufkochen mit dem Getreide. Bei Verwendung von Instant-Baby-Getreide, das nur eingerührt wird, muss die Milch extra aufgekocht werden.

Als Milchqualität ist Demeter-Milch zu empfehlen. Sie stammt von Kühen aus artgerechter Haltung und Weidegang. Demeter Kühe werden nicht enthornt, was die Verträglichkeit der Milch verbessern kann. Ebenso unterbleibt eine Homogenisierung des Fettes. Unter Homogenisierung versteht man das Zerschlagen der Fettkügelchen der Milch, damit sie nicht aufrahmt. Da dann Fettbruchstücke mit Eiweißresten kleinster Größe vorliegen, wird über einen möglichen Darmdurchtritt (Persorption) diskutiert. Dies könnte eine Ursache der zunehmenden Milch-Unverträglichkeiten sein.[9] So sollte man homogenisierte Milch besser meiden. Es gibt sogar eine spezielle Heumilch im Handel, die von Kühen stammt, die überwiegend Raufutter ohne Silage bekommen haben. Sie gilt als besonders verträglich für kleine Kinder.[10] Wenn Demeter-Milch nicht erhältlich ist, kann eine Bio-Milch genommen werden.

Wenn man dem Kind zum ersten Mal Kuhmilch gibt, beginnt man vorsichtshalber immer mit Halbmilch (½ Milch, ½ Wasser), egal wie alt das Kind ist. Bei Allergiegefährdung wird heute vielfach HA Nahrung empfohlen. Bei ihr wurde das Milcheiweiß hydrolysiert (teilweise abgebaut). Weiteres dazu und zur Kuhmilch-Unverträglichkeit auf Seite 85.

Getreide

Das Getreide ist ein Samen, der eine Art „Naturkonserve" darstellt. Daher muss Getreide immer gut verarbeitet, gegart und nachgequollen werden, um verdaulich und bekömmlich für ein kleines Kind zu sein. Dies nennt man Aufschließen des Getreides. Gemahlenes Getreide wie Feinschrot bedarf intensiver Vorbereitung wie darren, einweichen, kochen und nachquellen. Ist das Getreide nicht genügend aufgeschlossen, kann das Kind nur einen Teil der wirksamen Stoffe herauslösen und bekommt bei Anfälligkeit sogar Blähungen und Durchfall. In der Tabelle ist die empfehlenswerte Zubereitung angegeben. Es sollte zunächst ausprobiert werden, ob der Säugling das Getreide ver-

---

9 Alex Beck: Die Homogenisierung von Milch und ihre Bedeutung für Allergien gegen Kuhmilch."Ernährungsrundbrief" 1-01 (2001), S. 42-45
10 www.glaeserne-meierei.de: Bio Heumilch

trägt. Kinder, die sich schnell im Grobmotorischen entwickeln, sind oft weniger empfindlich, als die zarten, ruhigen, die sich schneller im Feinmotorischen entwickeln. Erstere vertragen daher auch mehr kräftige Kost, während letztere, oftmals sogenannte Breikinder, lange Zeit den gründlichen Aufschluss der Nahrung brauchen.

Wem die Zubereitungshinweise für das Getreide zu kompliziert erscheinen, der kann auch Schnellkochgetreide wie Grieß (Dinkel, Weizen, Mais, Buchweizen, Hirse), TAU Getreidemehle, Flocken von Hirse, Hafer, Reis, Bulgur oder Kornfix von verschiedenen Getreidearten verwenden. Auch fertige Baby-Getreidebreie gibt es in Bio-Qualität im Handel. Sie sind instantisiert und brauchen nur eingerührt zu werden. Durch die intensive Verarbeitung ist allerdings der Geschmack etwas gemindert.

Zu den leichter verdaulichen Getreidearten gehören Hirse, Reis, und Hafer. Die glutenhaltigen Getreide wie Dinkel, Weizen und Gerste gibt man erst ab dem 6./7. Monat. Vom Mais wird Maismehl (Kukuruz) oder Maisgrieß (Polenta) in der Säuglingsernährung verwendet. Samen wie Amaranth und Quinoa werden erst im zweiten Lebensjahr empfohlen. Buchweizen kann schon im ersten Lebensjahr verwendet werden. Er ist glutenfrei.

Vorbereitung des Getreides

Getreide	Einweich-zeit in Min.	Kochzeit in Min.	Nachquellzeit in Min.
Weizen-, Dinkelgrieß	-	10	10-20
Maisgrieß	-	5	10-15
Kornfix (Gerste, Weizen)	-	10	15
Hirse-, Haferflocken	30	10	20
Reis-, Weizen-, Gerstenflocken	30	10	20-30
Reisschrot, fein	15	10	20
Hirseschrot, fein	kann	10	20
Haferschrot, fein	30	10	20
Bulgur	-	10	10-15
Couscous	-	2-3	10

Mit etwas Gewöhnung und Planung geht die Zubereitung von Getreide einfach und schnell. Getreide wird immer in Wasser gekocht; Milch verhindert das vollständige Aufschließen und verliert durch die Kochzeit an Wert. Das Wasser kann beim etwas älteren Kind (ab 8. Monat) durch Kräutertee ganz oder teilweise ersetzt werden. Wählt man Fencheltee, so beugt man gleichzeitig Blähungen vor. Die Milch wird erst beim Nachquellen zugefügt.

Fertig gekaufte *Säuglings-Getreidenahrungen* wurden bereits mit Wasser und Wärme aufgeschlossen. Wer eine fertige Säuglings-Getreidenahrung wählt, braucht nur nach Rezept die Flüssigkeit (Milch, Wasser) sowie Obst und evtl. ein Süßungsmittel zugeben. Es gibt auch fertige Bio-Getreidemilchbreie, die nur noch mit Wasser angerührt werden brauchen. Hier liegt die Milch als Milchpulver vor, was eine intensive Verarbeitung (Trocknung) erfordert, die Vitamine vermindert. Diese Fertigbreie müssen daher nach der Beikost Verordnung mit Vitamin A und B_1 vitaminiert werden. Eine Vitaminierung ist aber nicht das gleiche wie im Lebensmittel entstandenes Vitamin.

Obst

Eine weitere Zutat ist Obst wie Apfel oder Birne. Es kann auch einmal eine Möhre hinein gerieben werden. Ebenso ist Obstkompott wie Apfelmus geeignet.

Süßungsmittel

Eventuell kann etwas Süßungsmittel zum Milchbrei zugegeben werden. Dies kann entfallen, wenn süßes Obst oder Obstkompott im Milchbrei ist.

Es gibt eine große Auswahl an Süßungsmitteln und Zuckern. Weißer, brauner Zucker oder andere weiße Zucker wie Frucht- und Traubenzucker sind nicht vollwertig. Sie wurden aus der ursprünglichen Pflanze isoliert und raffiniert, d. h. ihre natürlichen Begleitstoffe wie Mineralstoffe und Vitamine entfernt. Daher wird eher zu den Vollzuckern, dies sind eingedickte Zuckersäfte von Zuckerrohr oder Zuckerrübe ohne Raffination geraten. Dabei wirkt ein Zucker aus der

Wurzel anders als solcher aus dem Stängel oder einer Frucht (s. S. 68). Da das kleine Kind sich erst langsam auf dieser Erde einrichtet, ist ein Zucker der Mitte von dem Blatt-Stängel-Bereich der Pflanze wie der Vollrohrzucker zu empfehlen. Aber auch andere natürliche Süßungsmittel können dem Brei zugegeben werden. Von den *Obstdicksäften* wie Apfel- oder Birnendicksaft sind säurearme Produkte eine Möglichkeit. Eine weitere Alternative stellt der *Malzextrakt* dar. Er wird aus gemälzter Gerste oder Reis gewonnen und ist als „Getreidezucker" eine gute Ergänzung und Nahrung. Er schmeckt intensiv nach Malz und ist aufgrund seiner klebrigen Konsistenz etwas schwer zu dosieren. *Ahornsirup* weist gute Verträglichkeit und milden Geschmack auf. Auch *Agavensirup* ist zu empfehlen. Honig wird zur Sicherheit erst ab dem 2. Lebensjahr empfohlen als Schutz vor möglichen Bakterien.

Empfehlenswerte Süßungsmittel in der Säuglingsernährung

Süßungsmittel	Konsistenz
Vollrohrzucker	kristallin
Vollrübenzucker (Vollzucker)	kristallin
Ahornsirup	halbflüssig
Agavendicksaft	halbflüssig
süßes Obst	
Malzextrakt	halbflüssig
Obstdicksäfte	halbflüssig

Generell soll nur wenig gesüßt werden, damit sich das Kind nicht an zuviel Süßes gewöhnt. Etwas Süße verbessert aber den Geschmack und erleichtert die Akzeptanz bei vielen Kindern. Die natürlichen Süßungsmittel haben den Vorteil, dass sie zum einen noch günstige Begleitstoffe wie Minerale aufweisen und zum anderen einen Eigengeschmack neben der Süße haben, der eine Überdosierung meist verhindert.

Milchfreie Abendbreie

Wenn die Kinder keine Kuhmilch erhalten sollen, kann man die Abendbreie zubereiten mit
- anderer Tiermilch wie Ziegenmilch
- gesäuerten Milchprodukten
- mit Mandelmus

Hier ist zu bedenken, dass Nährstoffe der Milch wie Eiweiß, Calcium und Vitamin B_{12} ersetzt werden sollen, damit das Kind ausreichend versorgt ist. Gesäuerte Milchprodukte sind besser verträglich, da das Eiweiß durch die Säuerung etwas abgebaut wird. Daher ist eine Breizubereitung z.b. mit Joghurt möglich. Besonders verträglich ist Schafjoghurt unter anderem durch seinen etwas höheren Fettgehalt. Er ist in Naturkostläden erhältlich.

Wenn man den Brei gänzlich frei von Milch und Milchprodukten zubereitet, kann man weißes Mandelmus zufügen. Langfristig muss auf die Versorgung mit Vitamin B_{12} geachtet werden, das nur in tierischen Produkten und der Muttermilch enthalten ist.

3. Obst-Getreide-Brei

Die dritte und letzte Breimahlzeit ist der Obst-Getreide-Brei. Er wird im Allgemeinen am Nachmittag gegeben. Kinder, die allergiegefährdet sind, können ihn als zweiten Brei erhalten. Bei ihnen wird der Abendbrei dann als dritter Brei eingeführt.
⇨ Rezepte Nr. 31-35

Der Obst-Getreide-Brei ist wie der Gemüsebrei *milchfrei*. Dies fördert die Eisenverwertbarkeit aus den Früchten. Man kann ihn leicht selbst zubereiten.

Er besteht im Wesentlichen aus:
- Obst
- Getreideanteil: z.B. Flocken, Zwieback, Grießbrei
- Fett

Anfangs wird das Obst gedünstet, später auch roh und zerkleinert gegeben. Ein Apfel kann roh gerieben zugefügt werden. Harte Teile wie Schalen oder Gehäuse sind vorher zu entfernen.

Welches Obst ist geeignet?

Beim Obst bieten sich alle süßen, nicht zu säurehaltigen Arten an. Der Apfel eignet sich als universelles Obst, er ist auch lange Zeit des Jahres über verfügbar. Birnen bekommen nicht allen Kindern wegen des Säuregehalts. Hier sind milde Sorten auszuwählen.

Von den Beeren verursacht die Erdbeere bei manchen Kindern Allergien. Himbeeren, entsteinte Süßkirschen und Pflaumen wie auch Heidelbeeren werden gern genommen. Rote Johannisbeeren sind wegen ihrer Säure bzw. Hartschaligkeit schwerer verträglich. Weniger zu empfehlen sind die sauren Zitrusfrüchte (Zitrone, Grapefruit). Orangensaft kann man tropfenweise ausprobieren. Kinder mit Neurodermitis sollten sie meist meiden.

Wichtig ist die Obstqualität. Im konventionellen Obstbau werden viele Schädlingsbekämpfungsmittel eingesetzt, etliche Obstarten oberflächenbehandelt (z.B. bei Äpfeln zur Verschönerung, bei Zitrusfrüchten gegen Verderb). Von daher sollte das Kind möglichst biologisch-dynamisches oder Bio Obst erhalten. Kriterien zur Auswahl des Obstes sind: Obstart, Qualität (Anbau, Transport), Reife, Säuregrad, Jahreszeit und Regionalität.

Obst wird anfänglich als Saft gegeben (s. S. 35). Dann kommt zerkleinertes Obst oder Obstkompott in kleiner Menge in den Milch-Getreide-Abendbrei, der ab dem 6.-8. Monat gefüttert wird. Im Obst-Getreide-Brei ist mehr Obst enthalten, was der Versorgung mit Früchten, Vitaminen, Mineralstoffen und sekundären Pflanzenstoffen dient. Zur Sättigung wird noch ein Getreideanteil zugefügt.

Tropische Früchte

Heute werden viele Früchte aus fernen Ländern wie Mango oder Passionsfrucht (Maracuja), aber auch Äpfel und Birnen aus der Südhalbkugel angeboten. Bei diesen Produkten taucht das Problem der Reife auf. Damit sie den Transport unbeschadet überstehen, müssen sie unreif geerntet und gegebenenfalls künstlich nachgereift werden. Ihnen fehlt ein wesentliches Element: Sonnenwärme und damit innere Wärmequalität, Aroma sowie Geschmack. Wer Gelegenheit hatte, die Früchte in ihrem Ursprungsland zu verzehren, wird staunend ihre Fülle an Duft und Aroma erleben. Empfohlen werden regionale und saisonal reife Obstarten - auch aus ökologischen Gründen.

Obstarten für die Säuglingsnahrung

Apfel, Apfelsine (tropfenweise beginnen), Aprikose, Banane, Birne, Brombeere, Heidelbeere, Himbeere, Mandarine, Melone, Mirabelle, Nektarine, Pfirsich, Pflaume, Quitte (gedünstet), schwarze Johannisbeere, Süßkirsche, Weintraube, Zwetsche

Wie steht es mit der Banane?

Sie gilt als geeignet in der Kindernahrung, weil sie leicht süß schmeckt und wegen ihres Stärkegehaltes sättigt. Manche Kinder mögen sie sehr, andere lehnen sie völlig ab. Diese Haltung hat auch mit dem Temperament zu tun: Bananen sind weich und sprechen das phlegmatische und durch die Süße das sanguinische Temperament an. Willensstarken, cholerischen Kindern bietet sie zu wenig Widerstand.

Der natürliche Zuckergehalt der Bananen liegt mit 18 % sehr hoch (Apfel dagegen 11 %). Daher sollte man sie nicht zu oft verwenden. Bananen haben eine regulierende Wirkung auf den Stuhl, weshalb sie diätetisch bei Durchfall, aber auch Verstopfung hilfreich sind.

Getreide

Der Getreideanteil im Obstbrei dient der Sättigung und der Ergänzung der Früchte. Der Obstbrei ist mehr eine Zwischenmahlzeit, die nicht so gehaltvoll sein muss. Daher kann man gut anfangs Zwieback oder Knäckebrot - mit etwas heißem Wasser übergossen - zufügen. Weiter sind Grießbreie, gekochte Flocken, Baby-Fertiggetreide etc. geeignet. Man kann auch für den Gemüsebrei eine größere Portion Grieß, Flockenbrei, Hirse etc. kochen und davon etwas für den Obstbrei verwenden.

Fett

Um den niedrigen Fettgehalt des Breies zu erhöhen, kann etwas Butter oder ein mild schmeckendes Pflanzenöl z.B. Weizenkeimöl oder Walnussöl zugefügt werden. Geschmacklich ist auch natives Bio-Kokosöl akzeptabel (kein gehärtetes!). Es fällt auf durch seinen milden Kokosgeschmack. Wegen der vielen gesättigten Fettsäuren sollte es nur ab und an verwendet werden, zudem kommt es aus anderen Weltgegenden.

Wenn das Baby keinen Brei mag – Baby led weaning

In den vorigen Kapiteln wurden die Breie als Beikost vorgestellt, die das Kind an die wichtigen Lebensmittel gewöhnen. Es gibt auch Kinder, die aber keinen Brei, sondern bei den Eltern und Geschwistern mitessen wollen. Sie ahmen relativ schnell nach, was bei anderen Kindern später kommt und fangen daher schneller mit der Familienkost an. Diese Form nennt man heute Baby led weaning. Das bedeutet vom Baby geführtes Abstillen. Allerdings sind einige Dinge zu beachten. So ist die Verdauungsfähigkeit des Kindes noch gering, etliche für Erwachsene zubereitete Speisen sind zu salzig, zu gewürzt oder zu schwer zu zerdrücken. Lässt man nur das Kind „entscheiden", was es will, muss man darauf achten, dass es genügend und richtig kombiniert sein Essen bekommt. Die Meinung, dass das Kind instinktiv genau weiß, was es braucht, ist zwar verbreitet, stimmt aber nicht immer. Daher liegt die Verantwortung immer bei den Erwachsenen für die gesunde und ausreichende Ernährung des Kindes. Manche Kinder brauchen auch die Zuwendung der Eltern beim Füttern und wollen noch gar nicht allein.
Aber auch die Kombination kommt vor, dass das Kind Breie isst und zu anderer Zeit vom Familientisch, Fingerfood-Gerichte. Zu beachten ist auch, dass manche Kinder gern das Essen in die Hand nehmen, andere gar nicht. Daher ist es wichtig, auf sein Kind zu achten und danach das Essen zu gestalten.

IV. Das 1. Lebensjahr im Überblick

Im ersten Lebensjahr macht der Säugling die Entwicklung von der flüssigen über die breiartige bis zu der festen Nahrung durch. Dabei lernt er verschiedenste Lebensmittel und ihren Geschmack kennen. Seine Verdauung gewöhnt sich an die Nahrung und kann sie langsam immer besser abbauen. So bildet sich auch eine gewisse Toleranz gegenüber den „fremden" Lebensmitteln, es werden die Grundlagen für die Ernährungsgewohnheiten gelegt. Mit der Beikost gewinnt der kulturelle Aspekt der Ernährung mehr Bedeutung. Die Breie unterscheiden sich von Land zu Land, Kultur zu Kultur. Muttermilch ist überall auf der Welt gleich, wenngleich ihre Geschmacksnuancen auch dem Kind schon etwas von den landestypischen Lebensmitteln vermitteln. Aber erst mit der Beikost wächst das Kind mit der Ernährung in seinen Lebensraum hinein.

Altersstufen
0 - 6 Monate   Säuglingszeit – flüssige Nahrung
7 - 12 Monate   Breizeit – halbfeste Nahrung
1 - 2 Jahre   Einführung in die Familienkost - Lernen von sozialen Regeln – Übergang zur festen Nahrung

Hier folgt eine Übersicht der Mahlzeiten im 1. Lebensjahr. In den ersten 4 Monaten gibt es nur Muttermilch oder Flaschennahrung, dies kann bis Ende des 6. Monats ausgedehnt werden. Im 2. Halbjahr beginnt dann die Beikost, die mit drei traditionellen Breien dem Kind Gemüse, Obst, Milch und Getreide nahe bringt. Dabei wird folgende Reihenfolge empfohlen:

1. Gemüse-Getreide-Brei

- **1 Gemüse** z. B Möhre, Pastinake, Kürbis, Fenchel, Blumenkohl oder Zucchini, gekocht und püriert
- **Getreide**: Reismehl, Hirse-, Haferflocken, Buchweizenmehl, alles gekocht und püriert
- **Fett:** Pflanzliches Öl
- *ohne* Salz, Gewürze und Kräuter
- *ohne* Milch und Sahne zur besseren Eisenverwertung
- Bio, biologisch-dynamische Qualität

2. Milch-Getreide-Brei

- Beginn mit **Halbmilch** (halb Milch, halb Wasser), später Zweidrittel Milch, ein Drittel Wasser
- Getreide wie Reismehl (leicht stopfend), Maismehl oder -grieß (liegt etwas schwerer im Magen, sättigt gut), Hirsemehl oder -flocken (reich an Eisen)
- Obst (Apfel, Birne, Banane)
- Bio, biologisch-dynamische Qualität

2a. milchfreier Brei für Allergikerkinder

- Milchersatz möglich: Ziegenhalbmilch, Schafjoghurt, Ziegenjoghurt, Stutenmilch, Mandelmus (kurzzeitig)

3. Obst-Getreide-Brei

- Obst: Apfel, Birne, Apfel-, Quittenmus, Pfirsich, Aprikose, schwarze Johannisbeeren, Himbeeren, Banane u.a. saisonal reif, Kompott (gedünstet, püriert)
- Getreide wie Zwieback, Knäckebrot, Grießbrei
- *ohne* Milch und Sahne zur besseren Eisenverwertung
- Fett: Butter, mildes Öl (Weizenkeimöl)
- Bio, biologisch-dynamische Qualität

Für allergiegefährdete Kinder, die erst später Milch erhalten sollen, ändert sich die Reihenfolge

1. Gemüse-Getreide-Brei
2. Obst-Getreide-Brei
3. Milch-Getreide-Brei

Diese Abfolge ist nicht starr zu sehen. Sie hat sich bewährt. Wichtig ist, dass mit den drei Breien die Lebensmittelgruppen Gemüse, Früchte, Milch und Getreide eingeführt werden.

Gestillte Kinder

Der neugeborene Säugling trinkt in den ersten drei bis vier Wochen nach Bedarf, etwa 8 Mahlzeiten. Nach etwa 6 Wochen gehen die meisten Säuglinge auf weniger Mahlzeiten über.
Ab dem 7. Monat kann der Gemüse-Getreidebrei, 4 Wochen später der Milchbrei (8. Monat) und nach weiteren 4 Wochen der Obst-Getreide-Brei (9. Monat) gegeben werden.

Alter	früh	mittags	nachmittags	abends
6. Monat	Stillen	Gemüsebrei Säfte	Stillen	Stillen
7. Monat	Stillen	Gemüsebrei	Stillen	Abendbrei
8. Monat	Stillen	Gemüsebrei	Obst-Getreide-Brei	Abendbrei
9. Monat	Stillen, Milchbrei	Gemüsebrei	Obst-Getreide-Brei	Abendbrei
ab 10. Monat	Flasche/ Milchbrei Brot	Gemüsebrei	Obst-Getreide-Brei	Abendbrei/ Brot

Ab dem 9./10. Monat trinken einige Säuglinge auch morgens nicht mehr Muttermilch, sondern essen Brei oder seltener Brotstückchen, andere behalten die letzte Stillmahlzeit noch länger bei.

Flaschenkinder

Auch bei den mit der Flasche ernährten Kindern gibt es nach einer Eingewöhnungszeit etwa 6-8 Mahlzeiten bis zur 6. Woche, dann auf 5 Mahlzeiten einpendelnd. Fertige Säuglingsanfangsnahrung kann mindestens bis Ende des 4. Monats gegeben werden. Bei selbst zubereiteter Flaschennahrung mit „Milch mit Mandelmus" erhält das Kind erst:
- Drittelmilch
- ab 4./5. Monat Halbmilch mit Mandelmus,
- ab 5./6. Monat Zweidrittelmilch mit Mandelmus. (s. S. 33, 94)

Ab der 6. Woche bekommt das Kind bei selbst zubereiteter Flaschennahrung Saft, bei Fertignahrung entfällt dies.
- Ab *5.-7. Monat* eine Gemüsemahlzeit,
  jeweils einen Monat später
- Abendbrei (*6.-8 Monat*),
- Obst-Getreide-Brei (*7-9. Monat*).

Vom *7.-9. Monat* werden nur noch 4 Mahlzeiten gegeben. Dies sind neben dem Gemüse- und dem Obst-Getreide-Brei entweder 2 Flaschen oder auch schon ein Milchbrei und eine Flaschenmahlzeit.

Alter	Flaschenmahlzeit	Breimahlzeit
ab 5.-7. Monat	3-4 x Flasche	Gemüsebrei
ab 6.-8. Monat	2-3 x Flasche	Gemüsebrei
		Abendbrei
ab 7.-9. Monat	1 x Flasche	Gemüsebrei
		Abendbrei
		Obst-Getreide-Brei
ab 9.-12. Monat	1 x Flasche/Morgenbrei/Brot	Gemüsebrei
		Abendbrei
		Obst-Getreide-Brei

V. Fragen zur vegetarischen Ernährung

Eiweiß und vegetarische Ernährung

Vegetarische Ernährung bedeutet, pflanzliche Lebensmittel wie Getreide, Gemüse, Obst und Öle zu verzehren. Dazu kommen Milch und Milchprodukte einschließlich Käse. Reicht damit die Versorgung an Eiweiß für das kleine Kind? Ja, die hier empfohlenen vegetarischen Breie decken vollständig den Eiweißbedarf.

Aber wozu braucht ein Kind überhaupt Eiweiß in der Nahrung? Eiweiß ist der Nährstoff, der dem Leben als Gestalter, als Vorlage zur Bildung von Zellen, Geweben und Organen dient. Beim Tier und Menschen bedeutet körperliches Wachstum vor allem Eiweißvermehrung in Form von Fleisch und Muskeln. Daher braucht der wachsende Organismus des Kindes auf das Körpergewicht bezogen mehr als der Erwachsene. Auch ist die Milch von Tieren, die schnell wachsen, reich

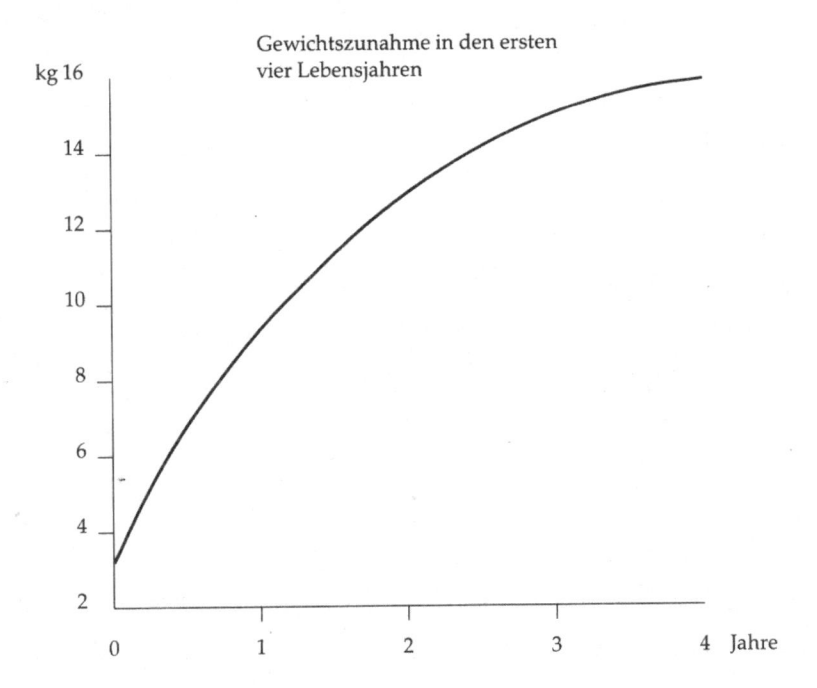

Gewichtszunahme in den ersten vier Lebensjahren

an Eiweiß, Muttermilch mit 1,2 % dagegen eiweißarm. Dies deutet bereits auf das langsame Wachstum des Menschen hin. Warum wachsen Kinder nicht so schnell wie Tiere?

Neben dem körperlichen Wachstum entwickelt sich das Seelisch-Geistige. Die Entstehung dieser Fähigkeiten braucht Zeit und Kräfte, die für die körperliche Entwicklung nicht verwendet werden sollten. So schließen sich schnelles Wachstum und gleichzeitige seelisch-geistige Entwicklung aus. Vergleicht man eine Wachstumskurve damit, so zeigt sich, dass das Kind mit zunehmendem Alter langsamer wächst. So verdoppelt es sein Geburtsgewicht in 5 Monaten, verdreifacht es in 11-12 Monaten, vervierfacht es in 2 Jahren und verfünffacht es in 4 Jahren. Von daher ist zu erwarten, dass die Eiweißmenge pro Kilogramm Körpergewicht sinkt. Dem tragen die Empfehlungen der Deutschen Gesellschaft für Ernährung (DGE) auch Rechnung: Die Eiweißempfehlungen liegen bei 2,7 g/kg Körpergewicht nach der Geburt und sinken auf 1,5 nach dem 2. Monat und auf 1,1 g/kg Körpergewicht nach dem 6. Monat.

Übersicht der DGE-Ernährungsempfehlungen

	Alter in Monaten	Eiweiß pro kg/Körpergewicht
Säuglinge	0 - 1	2,7 g
	1 - 2	2,0 g
	2 - 4	1,5 g
	4 - 6	1,3 g
	6 - 12	1,1 g
Kinder	1- 4 Jahre	1,0 g
	4 - 15 Jahre	0,9 g

Quelle: Deutsche Gesellschaft für Ernährung (DGE) Referenzwerte für die Nährstoffzufuhr. 1. Auflage, 4., korrigierter Nachdruck 2012

Pro Tag lauten die Empfehlungen für Säuglinge vom 1.-4. Monat 12 g und vom 4.-12. Monat nur noch 10 g am Tag. Rechnet man beim voll gestillten Säugling im 4.-6. Monat mit einer Trinkmenge von 0,9-1,0 l am Tag, so bekommt er 10-12 g Eiweiß. Es kann vollständig verwertet werden. Der mit Flaschennahrung ernährte Säugling bekommt etwa 15-16 g, die er jedoch nicht vollständig nutzen kann. Dies trifft für Säuglingsfertignahrung wie für Selbstzubereitung zu.

Nach dem 6. Monat, mit Einführung der vegetarischen Beikost (Gemüse und Obst-Getreide-Brei), beträgt die tägliche Eiweißmenge auch etwa 12 g. Dies liegt noch über den Empfehlungen von 10 g der DGE. Würde ein Brei Fleisch enthalten, so läge die Eiweißversorgung sogar zu hoch. [11]

Eiweißgehalt in Säuglingsnahrungen pro 100 g bzw. ml

flüssige Nahrung	g	Brei	g
Muttermilch	1,1	½ Milchbrei mit Getreide	3,0
Stutenmilch	2,2	2/3 Milch mit Getreide	3,8
Halbmilch mit Schleim	1,8	Gemüsebrei mit Getreide	1,5
Säuglingsmilchnahrung	1,4-1,7	Obst-Getreidebrei	1,2
Drittelmilch m. Mandelmus	1,8		

Was passiert, wenn die Säuglinge *zuviel* Eiweiß bekommen? Dies kann zu einer Stoffwechselbelastung der Nieren führen, die auf jeden Fall vermieden werden muss. Ferner kann sich das körperliche Wachstum beschleunigen, während die seelisch-geistige Entwicklung noch nicht so weit ist. Man diskutiert, dass ein Zuviel an Eiweiß im zweiten Lebensjahr ein Risiko für späteres Übergewicht ist.[12] Ein Überschuss kann auch als eine Ursache für Arteriosklerose im Alter angesehen werden. *Zuwenig* Eiweiß wäre auch ungünstig, dies kommt in unserer Ernährung kaum vor.

Eine lakto-vegetarische Ernährung im 1. Lebensjahr enthält also genügend Eiweiß ohne Zufütterung von Fleisch, Fisch oder Eiern. Diese Produkte können die Eiweißzufuhr sogar zu sehr erhöhen.

Art des Eiweißes

Es gibt pflanzliches Eiweiß in Getreide, Hülsenfrüchten, Nüssen, Gemüse und tierisches Eiweiß in Fleisch, Fisch, Eiern und Milch. Während Fleisch und Fisch direkt Tierkörper sind, soll aus dem *Ei* erst ein Tier entstehen, es dient zum Aufbau des Tieres. Daher entfaltet

---

11 Kühne, Petra: Vegetarische Säuglingsnahrung – eine gute Alternative. "Ernährungsrundbrief" 2-09, S. 9-17
12 Kersting, Mathilde; Alexy, Ute: Die DONALD-Studie „Ernährungs-Umschau" 1/08, S. 17

das Ei-Eiweiß eine Dynamik und regt das Wachstum an. Dies ist beim Säugling nicht erwünscht. *Milch* wird als Nahrung für die Jungtiere gebildet. *Fleisch* vermittelt die Kräfte des Tieres. Es gibt dem Kind eine gewisse Bodenständigkeit und frühe Festigkeit: Die Kinder stehen mit beiden Beinen auf der Erde, sind wach. Die seelisch-geistige Gestaltung wie Sensibilität und Phantasie könnte bei solcher Ernährung zu kurz kommen. Insofern ist eine vegetarische Ernährung für Kinder im 1. Lebensjahr ohne Fleisch, Fisch und Eier und weiter evtl. bis zum 3. Lebensjahr zu empfehlen. Das Kind soll nicht zum Vegetarier erzogen werden, aber sich entfalten können. Danach wird der Fleischverzehr sich individuell entwickeln.

Pflanzliche Eiweiße sind in Getreide, Hülsenfrüchten, Ölsaaten, Nüssen und Gemüse enthalten. Getreide stellt neben der Milch das wichtigste Eiweiß zur Verfügung. Nüsse sollten vorsichtig getestet werden. Das Vermeiden in der Beikost wird seit 2009 nicht mehr empfohlen. Mandeln sind Rosengewächse und nicht mit anderen Nüssen verwandt. Erdnüsse zählen zu den Hülsenfrüchten, die wegen des hohen allergischen Potentials gemieden werden sollten. Von den Hülsenfrüchten kommen vor allem die gut verträglichen roten und gelben Linsen infrage, wenn sie ausreichend gegart werden. Da sie für manche Kinder schwerer verdaulich sind, sollte man sie erst im 2. Lebensjahr einführen. So sind Getreide neben Milch und Milchprodukten die Hauptlieferanten des Eiweißes. Gemüse und Obst enthalten wenig Eiweiß, ergänzen aber die anderen Eiweißarten. Es kommt auch auf die Kombination der Eiweißarten an. Gute Ergänzungen ergeben:

- Getreide-Milch
- Getreide-Milch-Obst
- Getreide-Gemüse
- Getreide-Hülsenfrüchte
- Kartoffel-Milch

Es ist auch von Bedeutung, wie bei diesen Kombinationen die *Mengenverhältnisse* sind. Solch ein optimales Verhältnis ist beispielsweise: 75% Milcheiweiß zu 25% Weizeneiweiß. Dies entspricht einem Mengenverhältnis 1:10, also 1 g Weizen auf 10 g Milch. Für einen Milchbrei bedeutet dies, dass bei 100 ml Milch etwa 10 g Weizen verwendet werden sollte (ca. 1 EL).

Qualität des Eiweißes

Die Qualität des Eiweißes wird auch durch den Anbau bestimmt. Es gibt förderliche Begleitstoffe, die das Eiweiß besonders gut verwertbar machen. Umgekehrt können bei Überdüngung und mangelhafter Ausreifung die negativen Begleitstoffe wie z.b. Nitrat zunehmen. Daher sind Lebensmittel aus biologisch-dynamischem oder Bio-Anbau zu bevorzugen.

Eisen

Eisen befindet sich in den roten Blutkörperchen und ist an der Zellatmung, der richtigen Blutzusammensetzung und somit einer zentralen Regulation der Gesundheit beteiligt. Eisen und Blut sind die materiellen Träger unserer Persönlichkeitskräfte. Jeder weiß, wie schwach und matt wir bei Eisenmangel sind. In der Muttermilch befindet sich nur wenig Eisen wie auch in allen Tiermilcharten. Das Kind erhält jedoch von der Mutter Eisenvorräte, die ungefähr 4-6 Monate ausreichen. Danach muss mehr Eisen in der Ernährung sein. Es ist enthalten in Getreide, besonders Hafer und Hirse, Ölsaaten, Hülsenfrüchten, Gemüse und einigen Obstarten. Pflanzliches Eisen wird besser aufgenommen, wenn Vitamin C z.b. durch Obst oder Gemüse dabei ist. Milch behindert die Eisenaufnahme, daher sollen zwei Breie am Tag milchfrei sein. Sauermilchprodukte fördern die Eisenaufnahme durch die Milchsäure wiederum.

Fleisch wird oft zur Eisenversorgung empfohlen. In der Tabelle ist zu sehen, dass es eigentlich wenig Eisen enthält, das allerdings gut aufgenommen wird. Wenn man Fleisch füttern möchte, soll die Tagesmenge im zweiten Lebenshalbjahr 20 g am Tag nicht überschreiten, da sonst die Eiweißmenge zu hoch ist. Diese Menge enthält nur 0,4 mg Eisen bei Rindfleisch, 0,2 mg bei Pute. Der Beitrag an Eisen von Fleisch wird somit sehr überschätzt. 10 g Haferflocken haben 0,5 mg Eisen, also mehr als Fleisch. Der Tagesbedarf an Eisen liegt bei 8 mg.

Eisengehalt von Lebensmitteln (mg pro 100 g)

Sesam	10,0	Erbsen, grün	1,9
Linsen	8,0	Zucchini	1,5
Hirse	6,9	schw. Johannisbeere	1,3
Sonnenblumenkerne	6,3	Putenbrust, Lachs	1,0
Hafer	5,8	Rote Bete	0,9
Mandel, Spinat	4,1	Kürbis, Batate	0,8
Haselnuss	3,8	Apfel	0,5
Fenchel, Mangold	2,7	Kartoffel, Möhre	0,4
Rind, Muskelfleisch	2,1	Muttermilch, Milch	0,1

Quelle: Die große GU-Nährwert-Kalorien-Tabelle 2016/17

Die eisenreichen Ölsaaten (Sesam, Sonnenblumenkerne) oder Nüsse sollten vorsichtig im 1. Lebensjahr getestet werden. Das Vermeiden in der Beikost wird seit 2009 nicht mehr empfohlen. Die Mandel kann als Mandelmus zur Eisenversorgung beitragen.

Eisenmangel äußert sich in blasser Hautfarbe, großem Schlafbedürfnis, manchmal auch in Appetitmangel. Bei den Vorsorgeuntersuchungen des Kindes kann ein Mangel rechtzeitig entdeckt werden.

Fett

Zu den Fetten gehören die flüssigen Öle von Pflanzensamen und -früchten, die festen Fette von Pflanzen, das Milchfett (Butter) und die tierischen Fette: Schmalz, Talg, Tran. Daneben gibt es natürliche Gemische (z. B. Bio-Margarine) und chemisch veränderte (gehärtete) Fette, die ebenfalls gemischt werden (übliche Margarine).
Bei den Ölen ist auf dreierlei zu achten: Anbau, Verarbeitung, Pflanzenart.[13] Der *Anbau* sollte biologisch-dynamisch oder biologisch sein und die *Verarbeitung* schonend erfolgen, durch Kaltpressen, nicht durch Raffinieren. Manchmal werden raffinierte Pflanzenöle empfohlen, weil ihnen mögliche Rückstände von Spritzmitteln entzogen wurden. Native Bio-Öle haben diese Probleme nicht. Zudem gehen beim Raffinieren wertvolle Stoffe wie Lezithin oder fettlösliche Vitamine verloren oder werden vermindert.

---

13 Qualität von Speiseölen - Hinweise zur Auswahl."Ernährungsberatung Merkblattmappe" Hrsg. Arbeitskreis für Ernährungsforschung. Bad Vilbel 2005

Für die Auswahl kommen heimische Ölpflanzen in Betracht wie Leinsaat, Sonnenblume, Raps oder Olive. Getreidekeimöle sind ebenfalls für Säuglinge empfehlenswert, da sie aus dem lebendigsten und aktivsten Bereich des Kornes stammen z. B. Weizen- oder Maiskeimöl. Nussöle sind wertvoll, so ist Walnussöl reich an Omega-3 Fettsäuren. Raps wird heute wegen des hohen Gehalts an Ölsäure empfohlen. Vor ein paar Jahren war es Sonnenblumenöl wegen der essentiellen Linolsäure. Man sollte aber nicht nur auf das Fettsäuremuster schauen, sondern auf die Pflanze und ihr Wachstum. Der schnell wachsende Raps mit seinen gelben Blüten und dem intensiven Schwefelduft vermittelt eine Sinnesanregung und Wachheit. Nicht für jedes Kind dürfte dies geeignet sein. Anders wirkt ein Sonnenblumen- oder Weizenfeld oder ein Olivenhain. Bezieht man diese Wirkungen mit ein, so wählt man vielleicht eher ein Keimöl oder eine harmonische abgerundete, aber milde Olivensorte (s. S. 32, 45, 56).

Feste Pflanzenfette gibt es von der Kokos- und Ölpalme (Palmkernfett). Sie sind recht schwer verdaulich und meistens nur als gehärtete Fette bekannt. Es gibt aber natives Kokosöl, das einen milden Kokosgeschmack hat und ab und an eine Alternative sein kann.

Die meisten tierischen Fette wie Schmalz oder Rindertalg sind zu schwer verdaulich für kleine Kinder, auch enthalten sie viele gesättigte Fettsäuren. *Margarine* als Öl-Fett-Gemisch sollte hinter der Butter zurückstehen. Eine Ausnahme liegt bei extremer Milchunverträglichkeit vor. Ganz abzuraten ist von *gehärteten Fetten*, die chemisch verändert sind.

Die Fettmenge wird meist zu niedrig veranschlagt. Dem Gemüsebrei sollte 1 TL Öl auf 100 g zugefügt werden. Brot ist normal mit Butter zu bestreichen. Milch immer als Vollmilch (mit 3,5 % Fett), nie als fettarme Milch dem Kind geben, gegebenenfalls verdünnen (Halb-, 2/3- oder 4/5-Milch). Auch der Obstbrei kann mit etwas Fett versetzt werden (s. S. 56).

VI. Mensch und Lebensmittel

Die ernährungswissenschaftliche Bewertung der Lebensmittel bezieht sich herkömmlich auf die enthaltenen Nährstoffe. In der anthroposophischen Ernährung werden auch die Lebenskräfte der Pflanzen und Tiere, von denen die Lebensmittel stammen, berücksichtigt. Ein Eiweiß vom Tier, einer Wurzel oder Frucht ist danach unterschiedlich. Eine Methode, um die Vielfalt der pflanzlichen Lebensmittel einzuordnen und in ihrer Wirkung auf das Kind kennen zu lernen, stellt die Dreigliederung dar.

Dreigliederung der Pflanze

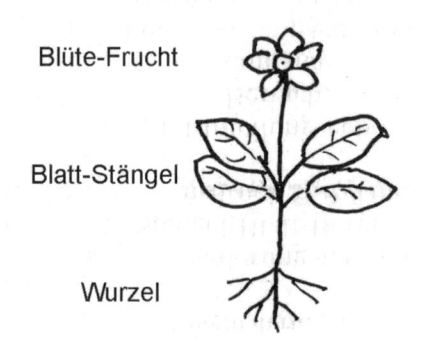

Die Pflanzen werden in drei Teilbereiche untergliedert. Diese Ordnung geht auf Goethe zurück. Ein Pflanzenteil ist die Wurzel, die unterirdisch wächst. Sie bildet kein Chlorophyll wie die Blätter, ist auch nicht zur Substanzbildung fähig. Wurzeln sind üblicherweise innen weißlich und außen an ihrer Schale braun. Wurzeln holen z.B. Mineralstoffe aus der Erde in die Pflanze. Die Wurzeln, die der Nahrung dienen, enthalten von der Pflanze gespeicherte Substanzen, so dass sie anschwellen wie zu einer Rübe oder einer Knolle. Der zweite Teil der Pflanze ist der Stängel-Blatt-Bereich. Er enthält Chlorophyll und ist fähig zur Photosynthese. Es ist der Wachstumsbereich der Pflanze. Auch hier gibt es Speicherungen z.B. im Stängel beim Kohlrabi oder bei Kohl, der seine Blätter zu einem Kopf zusammengefaltet hat.

Dreigliederung der Pflanze

Blüte-Frucht

Blatt-Stängel

Wurzel

Zum dritten Teil der Pflanze gehören Blüte und Frucht. Beide Organe gehören zum Fortpflanzungssystem. Hier dominieren die Farben und Aromen. Während die Blüte Farbe und Duft in die Umwelt abgibt, schließt die Frucht sie in sich ein und bildet Geschmacksstoffe.

Blütengemüse sind Brokkoli, der mit Stängel gegessen wird, und Artischocke, von der man den Blütenboden isst. Gemüsefrüchte sind z.b. Zucchini, Kürbis, Tomate, Paprika und Aubergine sowie grüne Bohnen. Ferner zählen alle Obstarten zum Fruchtbereich. Früchte und Blüten gehören zu den leichtverdaulichen Gemüsearten.

Die *Samen* wie Getreide oder Hülsenfrüchte haben eine Sonderstellung. Aus ihnen kann die ganze Pflanze neu entstehen, sie enthalten somit die Kräfte aller Teile.

Die Dreigliederung des Menschen

Die Dreigliederung der Pflanze lässt sich auf den Menschen anwenden. Diese Beziehung geht auf Rudolf Steiner zurück. Danach unterscheidet man auch beim Menschen drei Bereiche. Dies ist zunächst der Kopf mit Gehirn, Nerven und Sinnesorganen. Hier wird Äußeres wie Sinneseindrücke nach Innen geholt. Der mittlere Teil des Menschen ist die Brust mit Herz und Lunge, Blutkreislauf und Atmung. Diese Organe sind in regelmäßiger, rhythmischer Bewegung tätig, in Herzschlag und Atmung.

Dreigliederung des Menschen

Kopf
Nerven-Sinnes-System

Brust
Rhythmisches System

Bauch
Stoffw.-Gliedmaßen System

Daher wird dieser Brustbereich auch Rhythmisches System genannt. Der dritte Bereich ist der Bauchraum mit Organen und Muskeln sowie Gliedmaßen. Dieser Bereich ist durch Bewegung, Veränderung und Stoffwechsel gekennzeichnet. Dabei wird Inneres nach Außen abgegeben, sei es durch eine Armbewegung oder in der Verdauung.

Die Dreigliederung des Menschen und der Pflanze kann man verbinden. Es entspricht dem:
- Nerven-Sinnes-System (Kopf)   ⇨   die Wurzel
- Rhythmischen System (Brust)   ⇨   Blatt und Stängel
- Stoffwechsel-Gliedmaßen-System   ⇨   Blüte und Frucht

Diese analoge Beziehung bedeutet, dass z.B. Kohlgemüse eine kräftemäßige Beziehung zum Rhythmischen System aufweist und Sellerie als Wurzel zum Nerven-Sinnes-System. Die jeweiligen Bereiche stützen sich entsprechend. Will man einen Bereich besonders stärken, so kann man viel Gemüse von diesem Pflanzenteil verwenden.

Nun gibt es noch eine Differenzierung. Die Möhre ist eine Wurzel und weist - untypisch für eine Wurzel - eine leuchtend orangene Farbe auf. Farben treten bei Blüten und Früchten auf. Die farbige Wurzel lässt erkennen, dass daher Blütenkräfte in ihr wirken. Solche Wurzeln – Rote Bete und orangene Süßkartoffel gehören auch dazu – zeigen, dass sie außer ihrem Wurzelcharakter Blüten- und Fruchtkräfte beinhalten. Sie werden daher sogar als „Wurzelfrüchte" bezeichnet. Ähnliches ist bei Geschmacks- und Aromasubstanzen zu beobachten. Diese beiden Eigenschaften sind ebenfalls mit Blüte und Frucht verbunden. Möhre und Pastinake sind auch sehr aromatisch, was wiederum eine Blüten-Frucht-Beziehung anzeigt. Solche Wurzeln sind leichtverdaulich, ihre „Fruchtanteile" verhelfen dazu. Einerseits stützen solche „Wurzelfrüchte" das Nerven-Sinnes-System auch durch ihren Mineralstoffgehalt, was beim Kind mit dem sich entwickelnden Gehirn wichtig ist. Andererseits sind sie nicht so schwer verdaulich wie reine Wurzeln, sondern können vom noch zarten Verdauungssystem des Kindes besser verwertet werden.

Konstitution: Das groß- und kleinköpfige Kind

Eine weitere Differenzierung lässt sich bei den drei Funktionssystemen des Menschen machen. Diese Dreigliederung hat nämlich bei jedem Menschen eine unterschiedliche Gewichtung. Es gibt Nerven-Sinnes-Typen, die wach, aufmerksam und rasch im Wahrnehmen und Auffassen sind. Ihre Gestalt ist geformter, der Kopf kleiner („Gandhi-Typ"). Die Verdauung ist dagegen eher empfindlich. Die Stoffwechsel-Typen sind verträumter, oft ruhiger, ihre Gestalt ist weicher, der Kopf ist größer („Churchill-Typ"). Sie vertragen mehr und abwechslungsreichere Kost. Daneben gibt es den Rhythmischen Typ, der zwischen beiden liegt und die Kräfte der Mitte stärker in sich trägt. Jeder Typ kann stark oder schwach ausgeprägt sein, denn jeder Mensch baut sich aus allen drei funktionellen Bereichen auf.

Wie kann man solche Konstitutionen in der Ernährung berücksichtigen? Zuerst einmal hilft die Kenntnis der Konstitution zum Verständnis. Manche Vorlieben und Abneigungen des Kindes für bestimmte Lebensmittel und Geschmacksarten lassen sich aus der individuellen Konstitution erklären. Dabei gibt es eine Entsprechung von dem Nerven-Sinnes-Typ zur Wurzel der Pflanze, vom Stoffwechsel-Typ zu den Früchten und dem mittleren Typ zu Blatt und Stängel. Nun kann man mit der Ernährung einen Ausgleich anstreben, wenn der Typ sehr einseitig ausgeprägt erscheint, also den wachen, kleinköpfigen Kindern eher das weiche Gemüse wie Kürbis als eine geformte Möhre geben, den großköpfigen (Stoffwechsel-) Kindern umgekehrt. Dies ist sinnvoll, wenn man einen Ausgleich anstrebt. Der angeborene Schwerpunkt in der Konstitution gehört jedoch zur Persönlichkeit eines Kindes und soll vielleicht auch gestützt werden. So kann man durchaus die entsprechenden Gemüse auswählen wie Möhre beim Nerven-Sinnes-Typ oder Kürbis beim Stoffwechsel-Typ bzw. öfter die ausgleichende Mitte von Stängel und Blatt (Kohl, Spinat, Salate) bevorzugen.

VI. Übergang zur Familienkost

Mit dem Ende des 1. Lebensjahres erwachen die sozialen Fähigkeiten: das Kind sieht seine Familie essen und möchte dabei sein und nicht mehr alleine essen: die Zeit der Familienkost beginnt.
Im zweiten Lebensjahr lernt das Kind laufen, beginnt zu sprechen und macht somit enorme Fortschritte. Auch die Nahrung verändert sich von der speziellen Säuglings- zur Kleinkindkost. Die Säuglingszeit geht zu Ende. Das Kind nimmt immer häufiger an dem gemeinsamen Familienessen teil. Das Familienessen wird somit zum Vorbild. Nachgeahmt werden die Eltern und Geschwister.

Brot und Backwaren

Bisher wurde die flüssige und breiige Kost angesprochen. Wie sieht es mit den festen Nahrungsmitteln aus?
Darunter fallen hier Brot, Knäckebrot, Zwieback, Waffeln und auch Kekse. Brot zählt zu den ältesten Nahrungsmitteln des Menschen. Es gibt Fladen-, Sauerteig- und Hefebrote. Brot ist ein Grundnahrungsmittel unserer Kultur.
Anfänglich bekommen viele Kinder Brotstücke zum Kauen, um das Zahnen zu erleichtern und sich an andere Nahrung zu gewöhnen. Zwieback, Reiswaffeln oder Brotrinde werden gern genommen, auch wenn zunächst noch wenig davon wirklich gegessen, sondern viel wieder „ausgesabbert" wird. Zum Knabbern genügt oft ein Brotkanten (Endstück). Er sollte ruhig etwas härter, aber noch gut schneidbar sein, da er ja durch den Speichel des Kindes aufgeweicht wird. Dieser Brotkanten kann von einem Vollkornbrot aus fein gemahlenem Getreide stammen. Die Rinde sollte nicht zu gebräunt sein, da die scharfen Röststoffe nicht für jedes Kind verträglich sind. Kekse haben noch Zeit. Sie sind durch den Fettanteil weich und erfordern kaum Kauarbeit. Zudem sind fast alle gesüßt.
Wird das Kind älter (etwa ab 9./10. Monat), kann es schon geschnittenes Brot essen. Viele Kinder beginnen damit morgens als Frühstück (statt Stillmahlzeit oder Flasche) oder abends anstelle von Brei. Meist bevorzugen willenskräftige, aktive Kinder Brot statt Brei. Dort können sie ihre Kräfte im Beißen und Kauen anwenden. Manche Kinder

greifen aber auch erst im 2. Lebensjahr zu Brotstückchen und tun sich lange schwer mit dem Schlucken.

Wenn das Kind es von der Verdauung her verträgt, kann feines Vollkornbrot aus Weizen, Dinkel oder Roggen gegeben werden. Auch Knäckebrot wird gern genommen. Wenn Kinder auf Vollkornbrot Durchfall bekommen, sind Mischbrotsorten besser verträglich. Besonders bekömmlich sind Brote mit Backferment oder Natur-Sauerteig und das Honig-Salz-Brot. Zurückhaltend sollte man mit Toast- und Weißbrot sein. Diesen Sorten fehlen wie den weißen Brötchen Vitamine und Mineralstoffe. Laugenbrezeln enthalten zuviel Salz für die Kleinkinder.

Es gibt ein großes Angebot an Broten in Demeter oder Bio Qualität. Wer sein Brot selber bäckt, sollte dies nach Rezepten tun, die eine längere Teigruhezeit haben, damit ein guter Nährstoffaufschluss möglich ist. Rezepte finden sich in vielen Büchern.[14]

Wichtig ist natürlich auch, dass nicht der Rest der Familie beispielsweise Toastbrot isst, während der Säugling seine Vollkornbrotschnitte verzehren soll. Kinder ahmen die Eltern nach und wollen das, was auch die Erwachsenen essen.

Waffeln

Reis-, Mais- oder Hirsewaffeln sind heute vielfach im Handel. Sie werden ohne Salz angeboten, so dass sie sich gut zum Knabbern für kleine Kinder eignen.

Man kann auch Waffeln nur aus Getreide selber im Waffeleisen zubereiten. Dafür eignen sich die glutenhaltigen Getreide wie Dinkel und Weizen evtl. gemischt mit Hafer oder Gerste. Dazu wird das Getreide fein geschrotet, mit wenig Wasser 30-60 Min. eingeweicht, da sich dadurch die Bindefähigkeit erhöht und die Bekömmlichkeit verbessert. Dann wird es im Waffeleisen gebacken. Die Waffeln schmecken frisch und knusprig am besten, nach Belieben können sie mit etwas Butter verzehrt werden. Diese Waffeln enthalten alle Mineralstoffe und Vitamine des vollen Korns, lassen sich recht schnell zubereiten und werden gern gegessen.

---

14 Ada Pokorny: Backen von Brot und Gebäck, 6. Aufl. Bad Vilbel 2010. Hrsg. Arbeitskreis für Ernährungsforschung

Brotbelag und Streichfett

Das Brot als Zwischenmahlzeit kann ohne Belag und Streichfett gegeben werden. Als Frühstücks- oder Abendbrot wird man es mit etwas Frischkäse, Butter oder einem anderen Belag anbieten.

Butter oder Margarine?

Als Streichfett kommt in erster Linie Butter in Frage. Das Milchfett enthält viele kurz- und mittelkettige Fettsäuren, die es leicht verdaulich machen – ein Vorteil, der für die Butter spricht. Margarine ist ein Produkt aus vielerlei festen und flüssigen Fetten. Wenn wegen einer starken Milcheiweiß-Unverträglichkeit auf Butter verzichtet werden muss, kann eine gute Pflanzenmargarine aus ungehärteten Fetten (Reformhaus, Naturkostladen) eine Alternative sein. Oftmals wird *Sauerrahmbutter*, besser als Süßrahmbutter vertragen. Von *mildgesäuerter* Butter, der eine Säure zugesetzt wurde, ist abzuraten.

Was kommt als Brotbelag in Frage?

Wenn wir uns spontan fragen, welchen Belag wir kennen, so fällt den meisten nur Wurst und Käse ein. Daneben gibt es aber Quarkzubereitungen, Gemüsestückchen, Nussmuse, frische Kräuter, ja auch Apfelscheiben und natürlich süße Beläge.

Wurst

Wie sieht es mit Wurst für Kleinstkinder aus? Hier gilt, dass Kinder bis zum dritten Lebensjahr nichts entbehren, wenn sie keine tierischen Produkte (Ausnahme Milch) zu sich nehmen, ja, dass eine zu frühe Gabe eher zu unerwünschter Eiweißzufuhr und daher frühzeitiger Reife führt. Wurst ist vielfach sehr fettreich, gerade die Streichwürste. Außerdem sind konventionelle Wurstsorten oft angereichert mit Zusatzstoffen wie Phosphaten, Nitraten, Reifungsmitteln, scharfen

Gewürzen und viel Salz wie z.B. Fleischwurst. Bio Wurstwaren dürfen weniger Zusatzstoffe enthalten als konventionelle Produkte und werden aus Fleisch von ökologisch gehaltenen und gefütterten Tieren hergestellt.

Nach Studien essen vor allem kleine Jungen schon zuviel Wurst, wodurch der Eiweißanteil der Ernährung sehr hoch wird. Hier können die Eltern Vorbild sein und bewusst die Zufuhr beschränken.

Käse

Käse ist ein Milchprodukt und daher dem Kind gemäßer. Frischkäse wie auch Quark lassen sich auch anfangs gut füttern und vielseitig mit frischen Kräutern oder Gemüsestückchen variieren. Auch milde, nicht zu fette Schnittkäse sind geeignet.

Allerdings gibt es auch Käse mit vielerlei Zusatzstoffen wie Schmelz- und Kochkäse (Phosphate), Chesterkäse (Farbstoffe) oder scharf gewürzte (Paprika, Pfeffer). Die Sauermilchkäse wie Harzer oder Mainzer sind ebenfalls oft zu scharf und salzig. Gleiches gilt für die stark riechenden, überreifen Käse wie beispielsweise Steinbuscher oder Tilsiter. Sie wird das Kind von alleine ablehnen, und man sollte mit milden Käsesorten beginnen wie z.B. Butterkäse oder Gouda.

Süßer Brotaufstrich

Die herkömmlichen Marmeladen (Konfitüren) enthalten bis zu 60 % Zucker. Daher sind sie wenig geeignet für Kleinkinder. Es gibt einige gut schmeckende Bio-Fruchtaufstriche mit anderen Süßungsmitteln und Konfitüren mit geringerem Zuckergehalt bzw. mit Rohrohzucker statt weißem. Abzulehnen sind Nuss-Nougat-Cremes, die viel Zucker, Fett und Kakao enthalten. Sie sind besser durch Nussmus (z. B. auch mit Rosinen) oder anderen Alternativen aus dem Naturkostladen zu ersetzen.

Ferner eignen sich Malzextrakt, Zuckerrübensirup, Ahornsirup, Apfelkraut als Aufstrich und Honig im 2. Lebensjahr. Bei allen ist aber zu bedenken, dass sie wegen ihrer Konsistenz leicht kleckern, was für ein gerade essen lernendes Kind meist zu einer Verteilung des Belages über Mund, Hände, Arme und Tisch führt. Zum anderen verursachen auch diese Alternativen Karies, wenn nicht danach die Zähnchen geputzt werden. Daher sollte man mit diesen Süßungsmitteln eher zurückhaltend sein. Aber Kinder lieben das Süße nicht ohne Grund, sie brauchen eine gewisse Süße. Nur sollte man dieses natürliche Süßebedürfnis durch vertretbare Alternativen steuern.

Hinweise zum 2. Lebensjahr

Auch im 2. Lebensjahr gibt es noch einige Unterschiede zum älteren Kind:
- Manche Kinder haben noch ein starkes Saugbedürfnis und benötigen weiterhin eine Flasche vormittags oder abends (z.B. 4/5 Milch mit Getreide).
- Im 2. und 3. Lebensjahr sollten die tierischen Lebensmittel Fleisch, auch Wurst, Fisch und Eier wenig verwendet werden, da sie zuviel Eiweiß und auch unerwünschtes Fett liefern.
- Der Eiweißbedarf wird durch Milch, Sauermilchprodukte wie Quark, Getreide, Nüsse und teilweise Hülsenfrüchte gedeckt.
- Mit intensiv schmeckenden Gewürzen wie Pfeffer, Senf, Essig oder rohen Zwiebeln sollte man beim Kind vorsichtig sein. Salz muss sehr sparsam (viel weniger als bei Erwachsenen) verwendet werden. Die Erwachsenenkost daher bei Bedarf nachwürzen. Vorsicht bei salzreichen Fertigspeisen!
- Genussmittel wie Kaffee, schwarzer Tee, Alkohol oder Cola müssen selbstverständlich gemieden werden. Auch Kakao sollte man selten verwenden, da es sich um ein koffeinhaltiges Genussmittel handelt. Kakaohaltige Frühstücksgetränke enthalten übrigens zwischen 60-70 % Zucker.
- Mit Süßigkeiten sollte man zurückhaltend sein. Völliger Verzicht auf Süßigkeiten ist allerdings nicht angebracht, er führt evtl. später zu übertriebener Sucht nach Süßem. Daher ist es empfehlenswert, das Süßebedürfnis durch süßen Brotaufstrich, Fruchtschnitten, Gebäck, Kuchen und Trockenfrüchte zu befriedigen. Auch hier müssen die Eltern Vorbild sein. Gefärbte und künstlich aromatisierte Produkte sollten nicht gegeben werden.
- Als Getränk kann Wasser oder Kräuter- bzw. Früchtetee (z.B. Fencheltee) dienen. Die Teesorten sollten ohne Aromen sein. Als Wasser kann vielfach Leitungswasser verwendet werden, sonst sind

stille oder naturelle Mineralwasser geeignet. Allerdings sind kalte Getränke nicht immer geeignet. Vor allem bei Kindern, die leicht frieren, sind warme Getränke vor allem im Winter zu empfehlen, um den noch nicht so kräftigen Wärmehaushalt zu unterstützen. Unverdünnte Frucht- und Gemüsesäfte sollen nicht zum Durstlöschen dienen, sie sind zu konzentriert. Als Getränk verdünnt man sie mit Kräutertee, geeignetem Leitungswasser oder einem kohlensäurearmen Mineralwasser.
- Manche Kinder mögen Malzkaffee verfeinert mit etwas Milch. Milch ist als Nahrungsmittel und nicht als Durstlöscher zu betrachten.
- *Getreide* ist das ideale Grundnahrungsmittel. Dies jedoch nicht nur als Brei, sondern in vielfältiger Zubereitung: als ganzes gekochtes Korn, als Bulgur, Couscous, Brot, Teigwaren, Pfannkuchen, Back- und Bratlinge u.a. Geeignete Arten sind insbesondere Hirse, Reis und Dinkel. *Kartoffeln* sollten hinter dem Getreide zurücktreten, da sie weniger nährstoffreich sind. Sie enthalten z.B. wenig Eisen.
- Geröstete, stark gebratene, frittierte oder sehr knusprig gebackene Speisen können das Verdauungssystem des Kindes überfordern. Daher ist Dünsten, Dämpfen und Backen dem Braten vorzuziehen.

Vorschläge für einen Tagesplan

Morgens:
- 1 Scheibe Vollkornbrot mit Butter, süßem Brotbelag, Kräuterquark oder Käse, eine Tasse Milch, 1 Apfel
- oder Müsli (Getreideflocken, Nüsse, Obst der Saison, Milch, Dickmilch, Süßungsmittel)
- oder Getreidebrei mit Wasser und Milch oder Joghurt
- oder eine Kombination von diesen Vorschlägen

Vormittags:
- ein Stück Obst, Zwieback, Knäckebrot, Gemüsestückchen
- Getränk: Kräutertee oder verdünnter Fruchtsaft

Mittags:
- Getreidebrei mit Gemüse und Frischkäse, etwas Rohkost
- oder Pfannkuchen mit Apfelmus oder Rote Bete-Salat
- oder Getreideschnitten mit Gemüse oder Linsen
- oder Backlinge mit Gemüse
- oder Auflauf (Getreideschrot, Gemüse, Käse, Dickmilch, Nüsse)
- oder Vollkornnudeln mit Gemüse, Soße

Nachtisch: Obst, Obstsalat, Grießbrei mit Kompott, Bratapfel (zu besonderen Anlässen)

Nachmittags:
Obst, Kompott, Getränk, Getreide-Obst-Brei, Quarkspeise, Milchmixgetränk, Keks, Kuchen

Abends:
Milchbrei mit Obst, Brot mit süßem oder herzhaftem Belag

VII. Hinweise zur Diät

Blähungen

Mit Blähungen haben viele Säuglinge Probleme. Hinweise darauf können sein, dass das Kind weint, einen aufgetriebenen Bauch hat, manchmal aufschreit und sich zusammen krümmt.

Sofortige Hilfe bringen Maßnahmen wie eine leichte Massage mit kreisenden Bewegungen im Uhrzeigersinn auf dem Unterleib, Bauchlage des Kindes auf dem Schoß der Mutter, Fencheltee bei ganz kleinen Säuglingen, Kümmel-Fencheltee ab 4. Woche, auch Gänsefingerkrauttee. Bei gestillten Kindern sollte die Mutter solche Tees trinken, für regelmäßige Verdauung sorgen und alle blähenden Speisen aus ihrer Ernährung weglassen. Bei Flaschenkindern langsamer füttern, öfter aufstoßen lassen, Saugerlochgröße kontrollieren, ob es nicht zu groß ist, evtl. schwachen Kümmeltee bei Zubereitung der Flaschennahrung verwenden. Kindern, die gestillt werden, gibt man Tee oftmals besser mit einem Löffel, um sie nicht zu früh an den Sauger zu gewöhnen. Gerade wer Stillprobleme hat, sollte dies beachten.

Durchfall

Diese Verdauungsstörung kommt fast ausschließlich bei Flaschenkindern vor. Bei gestillten Kindern kann dünner Stuhlgang ohne Bedeutung sein. Zuerst soll die Mutter auf ihre Ernährung achten (Obst, Kaffee). Es ist wichtig, zu beobachten, ob das Kind trotz des Durchfalls gut gedeiht. Der Geruch des Muttermilchstuhles ist angenehm. Dies ist nicht der Fall bei echtem Durchfall.

Bei Flaschenkindern muss dem Durchfall mehr Beachtung geschenkt werden. Es soll sofort Milch und Fett weggelassen werden. Als Getreide bietet sich mit Wasser zubereiteter Reisschleim an, oder eine Möhrensuppe (Rezept 45, 46). Letztere soll nicht länger als 1-2 Tage gegeben werden. Der Arzt ist immer hinzuzuziehen.

Milchzucker kann zu Durchfall führen. Apfelmus führt im Gegensatz zu geriebenem Apfel ebenfalls ab. Zuckerhaltige Zukost wie Milchzucker wirken über die Veränderung der Darmflora abführend.

Verstopfung

Verstopfung tritt ebenfalls beim gestillten Kind selten auf. Bei ihm ist ein Ausbleiben des Stuhls für mehrere Tage ohne Bedeutung – wenn es dabei keine Bauchschmerzen hat –, da das Kind die Muttermilch vollständig ausnutzt.

Bei Flaschenkindern kann man einer Verstopfung durch Zugabe von Obst- und Gemüsesaft (ab 4. Monat) vorbeugen. Obst, Apfelmus und Milchzucker wirken abführend. Ist das Kind etwas älter als 5 oder 6 Monate, so dass es schon Beikost erhält, helfen auch Vollkorngetreide und evtl. gesäuerte Milchprodukte. Auch kleine Mengen Rohkost schaffen oft Abhilfe.

Bei all dem sollte bedacht werden, dass die Form des Stuhls auch eine Äußerung der Persönlichkeit ist. Willensstarke Menschen formen stärker als willensschwächere. Phlegmatiker haben häufiger Durchfälle, während Choleriker eher zu Verstopfung neigen.

Fieber

Säuglinge und Kleinkinder haben bei Krankheiten leicht höheres Fieber. Damit ist verbunden, dass der Appetit sinkt und der Durst größer wird. Das gestillte Kind ist mit der Muttermilch bestens versorgt, zusätzlich kann Kamillentee gegeben werden, bei Erkältungen Lindenblütentee mehrmals täglich. Das ältere Kind (ab 4./5. Monat) kann verdünnte Fruchtsäfte bekommen. Ferner sind leichte Getreidebreie mit Wasser gekocht und mit Obstkompott zu empfehlen. Milch sollte weniger gegeben werden.

Allergien und Unverträglichkeiten

Allergien und Unverträglichkeit bedeuten, dass der Körper auf bestimmte Substanzen – hier Lebensmittel – überempfindlich und mit Abwehrmaßnahmen auf eigentlich Harmloses reagiert. Bei der Allergie bilden sich nach dem ersten Kontakt Antikörper gegen ein Eiweiß im Blut. Diese Antikörper sind Immunglobuline (IgE), sie lassen sich durch Bluttests nachweisen. Häufig ist eine Milcheiweiß-Allergie. Davon unterscheidet man *Pseudoallergien*. Bei ihnen reagiert der Körper nur im Gewebe mit Bildung von Histamin (Gewebshormon), ohne dass sich Antikörper im Blut bilden. Pseudoallergien treten gegen andere Substanzen wie Konservierungsstoffe oder biogene Amine auf, Lebensmittelzusätze, mit denen Säuglinge kaum in Kontakt kommen. Daher sind Pseudoallergien im Babyalter selten.

Unverträglichkeiten (keine Allergien) auf Lebensmittel beruhen auf einer Verdauungsschwäche oder einem Mangel an einem Enzym wie die Milch*zucker*unverträglichkeit (Laktose-Intoleranz).

Eine Allergie zeigt, dass ein gestörtes Verhältnis zwischen Umwelt (Nahrung) und Organismus vorliegt. Anstatt ein Lebensmittel vollständig zu verdauen und damit verträglich für den Körper zu machen, kommt es beim Allergiker nicht dazu. Wahrscheinlich gab es eine Verdauungsschwäche oder Darmdurchlässigkeit, wodurch nicht ausreichend abgebaute Eiweißteilchen ins Blut gelangten. Der Körper nahm sie als Gefahr wahr und mobilisierte sein Immunsystem. Beim folgenden Kontakt kann der Körper dann in Abwehrbildung reagieren, was zu Allergiesymptomen führt. Das gesunde Kind hat diese Probleme nicht, es baut entsprechende Lebensmittel so weit ab, dass sie ohne Störungen in sein Blut übertreten können.

Die Ursachen einer Allergie werden zum einen erblich gesehen. So nimmt das Allergierisiko zu, je mehr Verwandte ersten Grades (Eltern, Geschwister) selbst eine Erkrankung des atopischen Formenkreises (Asthma, Neurodermitis, Allergien wie Heuschnupfen, Lebensmittelallergien) haben. Ferner gibt es ernährungsunabhängige Umweltfaktoren, die ein Allergierisiko verstärken können wie Tabakrauch, Schimmelpilze in der Wohnung oder Geruchstoffe aus neuen Möbeln. Felltiere im Haushalt werden unterschiedlich beurteilt, Hunde gelten als problemlos, bei Katzen gibt es sowohl belastende, als auch präventive Hinweise. Dies hängt auch vom Umgang zwischen Haustier und Kind ab.

Allergie-Prävention

Wie kann man sein Kind schützen? Die Allergieprävention ist ein wichtiges Thema, das aber noch nicht wissenschaftlich genau geklärt ist. Lange Jahre galt das Konzept der Vermeidung. Bestimmte Lebensmittel wurden als potentielle Allergene gesehen, vor denen das Kind möglichst lange geschützt werden sollte. Dies dehnte sich sogar auf die Ernährung der Mutter in der Schwangerschaft und Stillzeit aus. So wurde die Verwendung von Kuhmilch immer weiter hinausgezögert, auch das Füttern glutenhaltiger Getreidemehle, die vor zwanzig Jahren noch ab dem 2. Lebenstag, dann nur noch nach dem 3. Monat und oft nach dem 6. Monat empfohlen werden. Nun zeigen verschiedene Untersuchungen, dass das kleine Kind den Umgang mit der Umwelt und dem Lebensmittel lernen muss. Dazu ist ein Kontakt notwendig. Offenbar spielt die Qualität und Quantität des Lebensmittels, die Häufigkeit der Fütterung und der Zeitpunkt eine Rolle. Zu früher Kontakt wie auch zu später scheint beim Gluten mit entscheidend für die Verträglichkeit zu sein. So gilt es auch als Allergierisiko, Kuhmilch einmalig dem Baby zu geben und dann längere Zeit nicht. Interessanterweise erkrankten Kinder seltener an Asthma, die regelmäßig Kuhmilch vom Bauern anstelle anderer Milch tranken. Solche Erfahrungen führten seit 2009 zu einer veränderten Empfehlung der Allergieprävention. So zeigten sich bei spanischen Kleinkindern, die traditionell Fisch in Breien bekamen, seltener Allergien gegen Lebensmittel – obwohl Fisch lange als besonders allergen galt. Daher werden die Karenz-Empfehlungen nicht mehr aufrechterhalten. Wichtig ist dagegen die „aktive Auseinandersetzung des Kindes mit der Umwelt", nicht die Vermeidung – allerdings nicht in den ersten 4 Lebensmonaten.[15]

Im ersten Lebenshalbjahr ist *Stillen* die beste Allergieprophylaxe. Muttermilch ist nicht nur allergenarm, sondern regt das Kind durch kleine Geschmacksnuancierungen behutsam an, sich auf veränderte Nahrung einzustellen. Außerdem enthält sie Schutzsubstanzen für die Darmschleimhaut des Kindes, die ein Eindringen unerwünschter Stoffe aus der Nahrung verhindern. Nicht zuletzt unterstützt Muttermilch den Aufbau der Darmflora des Kindes durch Bifidusbakterien, die die Toleranz gegen Nahrungseiweiß verbessern sollen. Dies vermag keine standardisierte Fertignahrung. Daher ist es vor allem bei Kindern mit Allergierisiko so wichtig, dass sie diese ersten Monate gestillt werden.

In der Beikost wird als Allergieprävention empfohlen, die Zutaten *langsam* und *einzeln* einzuführen, um mögliche Unverträglichkeiten gleich zu bemerken. Man beginnt mit einem Gemüse, fügt eine Woche später etwas natives Öl hinzu, wiederum später das erste glutenfreie Getreide. Im 1. Lebensjahr benötigt das Kind wenig Abwechslung.

---

15 DGE Info: Säuglingsmilch und Allergierisiko. 3.11.2008, S. 1

Eine weitere Prävention ist es, potentielle Allergene wie Kuhmilch *nicht pur* und *immer verdünnt* einzuführen. Die Verdauung braucht Zeit, um Lebensmittel abzubauen. Ist die Milch mit Wasser verdünnt im Brei gebunden, so benötigt der Körper länger, um die Milcheiweiße herauszulösen und von der Stärke abzutrennen. Dies intensiviert die Verdauung und verbessert die Verträglichkeit. Ähnlich verlangsamend wirkt Fett oder Öl. Dies erklärt die oftmals gute Verträglichkeit von verdünnter Sahne, die ja viel Milcheiweiß enthält. Das Fett verzögert die Passage durch den Darm, die Verdauungsenzyme können länger einwirken. Allerdings ist verdünnte Sahne kein vollständiger Ersatz, auch wenn sie als tierisches Produkt Vitamin B_{12} enthält, denn man muss sie ungefähr 1:5 verdünnen, um den hohen Energiegehalt zu vermindern. Dann sinkt auch der Eiweiß- und Calciumgehalt stark ab (s. Tabelle unten).

Eine weitere Prävention bezüglich der Kuhmilch ist die *Milchsäuerung*. Sie verändert nicht nur den Milchzucker, sondern baut auch das Milcheiweiß etwas ab, so dass es leichter verträglich wird. Noch in den sechziger Jahren des letzten Jahrhunderts hat man der Säuglingsmilch Zitronensäure oder -saft (Citretten) zugefügt, um vor Magen-Darm-Infekten zu schützen und die Bekömmlichkeit zu verbessern. Durch die Säuglingsfertignahrung und bessere Hygiene entfiel dieses Verfahren. Es lässt sich heute insofern aufgreifen, indem in der Beikost statt Kuhmilch beim Milchbrei der fettere Schafjoghurt verwendet wird. Sein höherer Fettgehalt, die Herkunft von einem anderen Tier und die Säuerung macht dieses Milchprodukt verträglicher.

Nährstoffe von Milch und Milchprodukten (100 g)

	Milch	Schlagsahne	Schafjoghurt
Energie Kcal	64	309	94
Eiweiß in g	3,3	2,4	5,3
Fett in g	3,5	31,7	5-6
Kohlenhydrate in g	4,8	3,4	4,6
Ca in mg	120	80	200
Vitamin B_{12} in µg	0,4	0,4	0,5*

* Schafmilch Quelle: Die große GU Nährwerttabelle. 2016/2017 - Handelsangaben

Die präventive Vermeidung der *homogenisierten Milch* wurde bereits erwähnt (s. S. 49). Dabei werden die Fettkügelchen mit großem Druck zerkleinert, um ein Aufrahmen zu verhindern. Die Schutzhülle aus Eiweiß zerreißt. Folge ist eine schnellere Verdauungspassage mit der Gefahr, dass die Eiweißreste nicht genügend abgebaut werden und als potentielle Allergene ins Blut gelangen. Dem Kinderarzt Dr. Hans-Kaspar Mittelstraß fiel auf, dass mit Einführung der Homogenisierung die Zahl der Milchunverträglichkeiten zunahm. Demeter Milch wird aus diesem Grunde nicht homogenisiert.

Zum Verzicht auf Kuhmilch im ersten Lebensjahr wird heute nicht mehr geraten: „Eine Meidung von Kuhmilch im zweiten Lebenshalbjahr aus reinen Präventionsgründen ist aufgrund des hohen ernährungsphysiologischen Wertes der Milch nicht gerechtfertigt."[16] Aber sie soll im Brei verarbeitet werden.

Hinweise zur Allergievorbeugung bei Säuglingen

- langes Stillen (möglichst 6 Monate)
- keine einmalige kuhmilch- oder sojahaltige Flaschenmahlzeit in den ersten Lebenstagen, wenn sonst gestillt wird
- bei der Beikost wenig verschiedene Lebensmittel, jedes neue Lebensmittel muss von der Verdauung vom Organismus „wahrgenommen" und abgebaut werden
- keine Vollmilch zum Trinken im ersten Lebensjahr (nur verdünnt oder im Brei)
- auf homogenisierte Milch verzichten

Milcheiweiß-Unverträglichkeit

Eine Unverträglichkeit gegen Kuhmilcheiweiß findet sich bei 2-8 % der Kinder. Sie vertragen keine Milchprodukte, auch nicht die gesäuerten. Die Unverträglichkeit kann erblich oder durch Stoffwechselstörungen bedingt sein.

Die Unverträglichkeit tritt meist auf, wenn die gestillten Kinder erste Flaschennahrung zugefüttert bekommen oder langsam abgestillt

---

[16] aus Leitlinien der Deutschen Gesellschaft Allergologie und klinische Immunologie, dem Ärzteverband Deutscher Allergologen und der Gesellschaft für Pädiatrische Allergologie 4/2008

werden und Milchbrei erhalten. Bei nicht gestillten Kindern kann eine Milcheiweiß-Unverträglichkeit bereits mit den ersten Kuhmilchmahlzeiten auftreten, auch den normalen Säuglingsanfangsnahrungen sowie der HA-Säuglingsmilch. Eine Milcheiweiß-Unverträglichkeit schwächt sich häufig zwischen dem 2. und 3. Lebensjahr ab.

Wie äußert sich die Unverträglichkeit?

Viele Säuglinge bekommen Durchfälle, haben allgemeine Gedeihstörungen oder keine Gewichtszunahme, Hautausschläge (Ekzeme), aber auch Erkrankungen der Atemwege wie Bronchitis. Die genaue Beurteilung muss ein Arzt vornehmen.

Als Abhilfe kann eine orale Desensibilisierung durch stark verdünnte Milch versucht werden.[17] Meist wird nur der Verzicht helfen.

Alternativen zur Kuhmilch

Als ernährungstherapeutische Maßnahme müssen Kuhmilch und Milchprodukte, auch Käse und Lebensmittel, denen Milcheiweiß zugesetzt wurde, vermieden werden. Als Ersatz können andere Tiermilchen wie Stuten-, Ziegen- oder Schafmilch versucht werden[18]. Ziegen- und Kuhmilch sind ähnlich, evtl. sind beide nicht verträglich, daher vorsichtig probieren!

Stutenmilch wird mit 2,5 % Ölzusatz zur Flaschenmahlzeit ergänzt. Sie ist gut verträglich und kann für einige Wochen als Ersatz oder Ergänzung der Muttermilch gefüttert werden. Kurzzeitig kann Mandelmilch (Rez. 45) gefüttert werden. Solche pflanzliche Nahrung wird nicht mehr für längere Zeit empfohlen, da das wichtige Vitamin B_{12} fehlt. Dies gilt auch für Säuglingsnahrungen auf Basis von Soja- oder Reis-Drink.

Soja wird u. a. wegen ihrer Inhaltsstoffe (Phytoöstrogene, Phytin, Eiweiß) kritisch angesehen. Soja gilt inzwischen als ebenso allergen wie Kuhmilch. Bei Sojadrink (früher Sojamilch) handelt sich um einen wässrigen Auszug aus erhitztem Sojamehl, die Pflanze hat keine "Milch", ihr Eiweiß ist nicht vollwertig. **Sojafertignahrung** ist gemäß

---

17 U. Renzenbrink: Die Ernährung unserer Kinder, 10. Aufl. Stuttgart 2004, S. 127
18 Bezugsquelle Stutenmilch: z.B. Kurgestüt Hoher Odenwald. www.kurgestuet.de

den gesetzlichen Vorschriften speziell für Säuglinge angereichert und angepasst in den Nährstoffen wie andere Formula-Nahrung. Sie unterscheidet sich darin, dass statt Kuhmilch Soja verwendet wird. Sie wird heute nur noch in wenigen Ausnahmefällen empfohlen. Es gibt auch eine Formula-Säuglingsmilch auf Ziegenbasis (Bambinchen). Aufgrund der strikten EU-Gesetzgebung ist es umstritten, ob sie als diätetische Säuglingsnahrung verkauft werden darf.

Nährwerte von Soja- und Getreidedrinks (100 g)

	Sojadrink	Haferdrink	Reisdrink	Milch
Eiweiß in g	3,3	0,6	0,1 - 0,2	3,3
Fett in g	1,8	1,4	0,9 - 1,0	3,5
Kohlenhydrate in g	0,2	6,0	10 - 12	4,8
Calcium in mg	100*	6	2,4 - 8	120
Vitamin B_{12} in µg	-	-	-	0,4

* angereichert Quelle: Handelsangaben - Die große GU Nährwerttabelle. 2016/2017

Reisdrink oder andere **"Getreidemilch"** sind kein Ersatz für Kuhmilch, da es sich um eiweißarme Auszüge aus dem Getreide handelt wie man an der Tabelle sieht.[19]

Bei den **hypoallergenen (HA) Säuglingsnahrungen** ist das Kuhmilcheiweiß durch technologische Behandlung teilweise abgebaut, so dass die allergene Wirkung geringer wird. Allerdings weisen diese hochverarbeiteten Nahrungen einen leicht bitteren Geschmack auf, der für die Geschmacksbildung des Kindes als problematisch angesehen werden kann. HA-Säuglingsmilch wird heute vielfach bei Allergierisiko empfohlen, sie darf nicht bei tatsächlicher Kuhmilch-Eiweißallergie gegeben werden. Da könnte sie auch Allergiesymptome auslösen, da sie noch Kuhmilcheiweiß enthält. Die Anwendung von HA-Säuglingsnahrungen basiert auf der Vermeidung und der Idee, das Kind noch zu schonen, bis es älter ist. Für andere Lebensmittel ist diese Karenz-Strategie aufgegeben worden – nach etlichen Jahren des Vermeidens. Ob ähnliches auch für Milchnahrungen gilt, wird sich zeigen. Entscheidender für die Verträglichkeit ist auch die Milchqualität, die sich aus vielen Komponenten wie Kuhrasse, Jahresmilchmenge, Art der Fütterung, Tierhaltung (Weide oder nur Stall), Tierbehandlung (Enthornung oder nicht, Medikamente) zusammensetzt.

---
19 Kühne, Petra: Getreidedrinks. Peiting 2004

Daneben gibt es diätetische **Spezialnahrungen** wie die semielementare Säuglingsnahrung, die bei nachgewiesener Kuhmilchallergie vom Arzt empfohlen werden kann. Bei ihr wurde das Eiweiß fast vollständig zu Peptiden abgebaut, leider beeinträchtigt dies sehr den Geschmack.

Wenn erst beim Abstillen die Unverträglichkeit gegen Kuhmilch festgestellt wird, sollte man versuchen, weiter zu stillen und zuerst den Gemüse-Getreidebrei und Getreide-Obstbrei einführen. Außerdem muss man bei kuhmilchfreier Kost verstärkt auf calciumreiche Lebensmittel anstelle von Milchprodukten achten. Dazu gehören Ölsaaten wie Sesam (als Sesammus gut zu verwenden), Nüsse und Mandeln, Hülsenfrüchte und einige Gemüse. Wenig Calcium enthalten Obst, Fleisch, Kartoffeln, manche Getreide und Gemüse. In der Tabelle ist der Gehalt einiger calciumreicher Lebensmittel und solcher, die in der Säuglingsernährung viel verwendet werden, aufgeführt. Daran sieht man, dass die recht hoch angesetzte Calcium-Empfehlung von 400 mg täglich für Kinder im Alter von 4-12 Monaten ohne Milch und Milchprodukte kaum zu erreichen ist. Daher wird auf andere Tiermilcharten wie Ziegen- oder Schafmilchprodukte verwiesen.

Calciumgehalt in Lebensmitteln in mg/100 g

Sesam	783
Feta	500
Büffelmozzarella, Ziegenweichkäse	430-450
Mandel	252
Schafmilch	183
Milch, Joghurt, Ziegenmilch, Spinat	120
Stutenmilch, Mangold	108
Sonnenblumenkerne	98
Hafer, Quinoa, Walnuss	80-87
Linsen, Kohlrabi	65
Erbsen, getr., Steckrübe, Pastinake, Brokkoli, gr. Bohnen	47-58
Him-, schw. Johannisbeere, Orange, Möhre, Gerste	37-40
Kürbis, Zucchini, Batate, Kirsche, Dinkel	22-30
Reis, Heidelbeere, Honigmelone, Gurke	13-16
Hirse, Apfel, Banane, Birne, Wassermelone	7-10

Quelle: Die große GU-Nährwert-Kalorien-Tabelle 2016/2017 München

Bei den Angaben ist immer die Verzehrsmenge zu bedenken. So sind in 150 g Möhrenbrei 80 mg, in 20 g Hirse nur 5 mg Calcium enthalten, während 20 g Ziegenkäse bereits 140 mg beisteuern.
Zur Deckung des Vitamin B_{12} Gehalts kann ab dem 9./10. Monat im Abendbrei etwas Schafjoghurt sein. Vitamin B_{12} ist in allen tierischen Produkten, auch der Muttermilch sowie in fermentierten Nahrungsmitteln, die aber in der Säuglingsernährung keine Rolle spielen (z.b. Sauerkraut).

Milchzucker-Unverträglichkeit

Sehr selten tritt im Säuglingsalter eine Unverträglichkeit gegen Milchzucker auf. Diese Unverträglichkeit unterscheidet sich von der Milcheiweißallergie dadurch, dass einige gesäuerte Milchprodukte wie Butter-, Sauer-, Dickmilch und Käse vertragen werden, weil in ihnen der Milchzucker teilweise oder gänzlich zu Milchsäure vergoren ist. Da Milchzucker in allen Tiermilcharten und Muttermilch enthalten ist, führt die sehr seltene, *angeborene* Milchzucker-Unverträglichkeit dazu, dass auch Muttermilch nicht vertragen wird. Häufiger ist die *erworbene* Unverträglichkeit (Laktoseintoleranz), die erst mit etwa drei Jahren auftritt, wenn kaum Milch nach dem Abstillen getrunken wird. Sie ist in Asien und Afrika verbreitet. Es gibt auch eine sekundär erworbene Milchzucker-Unverträglichkeit, die nach schweren Durchfällen und Erkrankungen auftreten kann, sich aber nach einiger Zeit wieder zurückbildet.
  Bei Milchzucker-Unverträglichkeit vermeidet man süße Milch (auch von Ziege, Schaf) und gibt laktosefreie Milch. Bei dieser Milch wird der Milchzucker enzymatisch zu Glukose und Galaktose abgebaut. Übrigens leiden auch Erwachsene zunehmend an Laktose-Unverträglichkeit (ca. 8 %). Die Unverträglichkeit nimmt mit dem Alter zu.
  Milchzucker-Unverträglichkeit führt zu Müdigkeit, Bauchschmerzen, Durchfällen beim Genuss von Produkten, die Milchzucker in bestimmten Konzentrationen enthalten. Sie wird von einem Azt durch entsprechende Tests nachgewiesen.

Gluten-Unverträglichkeit

Häufiger tritt die Unverträglichkeit gegen ein bestimmtes Getreideeiweiß auf, den Kleber oder das Gluten. Es wird ein erblicher Enzymdefekt im Verdauungssystem vermutet. Die Gluten-Unverträglichkeit, auch Zöliakie genannt, äußert sich in Durchfällen, schlechter Fettausnutzung, vermehrter Fettausscheidung im Stuhl. Im Verdauungssystem findet eine Zerstörung der Darmschleimhäute statt. Es zeigen sich Gedeihstörungen, Unruhe, Eisenmangel. Hier muss immer ein Arzt konsultiert werden, der durch spezielle Untersuchungen klären kann, ob es sich um diese Krankheit handelt.

Als Diät wird jedes Getreide vermieden, das Gluten enthält: Roggen, Hafer, Gerste, Weizen sowie die Weizenverwandten Dinkel, Kamut, Emmer und Einkorn. Stattdessen kann Reis, Mais, Hirse und Buchweizen gefüttert werden. Im 2. Lebensjahr sind auch Quinoa und Amaranth geeignet. Diese Diät muss das ganze Leben eingehalten werden. Das bedeutet, dass auch Brot, Teigwaren, Gerichte, die Mehl enthalten wie Suppen, Soßen oder Sauerteig vermieden werden müssen. Als Ersatz bietet sich Brot aus Mais an. Gleichzeitig tritt meist eine Milchzucker-Unverträglichkeit auf, so dass im akuten Stadium nur gesäuerte Milch und Milchprodukte gegeben werden können. Nach Einführen der Diät erholt sich die Schleimhaut des Darms, Milchprodukte werden wieder vertragen.

Als Schutz vor zu früher Einführung von Gluten werden heute glutenhaltige Getreide nicht vor dem 5./6. Monat empfohlen.

Weizenallergie

Während bei der Gluten-Unverträglichkeit das Eiweiß im Mehlkörper des Korns nicht vertragen wird, findet man auch Allergien oft gegen die Eiweiße in den Randschichten des Weizens. Es kann versucht werden, ob Dinkel besser vertragen wird. In jedem Fall sollten aber auch die anderen Getreidearten als Alternative versucht werden.

Andere Allergien

Haselnüsse galten als allergen, allerdings empfehlen die Kinderärzteverbände keine Vermeidung mehr. Mandeln oder Mandelmus gelten als verträglicher.

Als besonders allergen gelten *Erdnüsse*, die in der mitteleuropäischen Ernährung jedoch eine geringe Bedeutung haben. Man sollte sie bei allergiegefährdeten Kindern besser weglassen.

Auch *Gewürze* können Allergien auslösen. Sie werden im 1. Lebensjahr nicht verwendet.

Eier zählen ebenfalls zu den häufigeren Allergenen in der Kleinkinderzeit. Sie werden hier in dem Buch nicht verwendet.

VIII. Rezepte

Die Zutaten sollten aus biologisch-dynamischem (Demeter) oder ökologischem Anbau stammen. Sie sind in Naturkostläden, Bio-Supermärkten oder Reformhäusern erhältlich.

Flaschennahrung, selbstzubereitet

Diese Rezepte sind gedacht für nicht gestillte Kinder, deren Eltern die Nahrung aus frischen Zutaten selber zubereiten wollen. Sonst gibt es die Möglichkeit eine fertige Säuglingsanfangsnahrung zu verwenden (s. Kapitel 2). Die Rezepte beruhen auf langer Erfahrung, sie werden hier auch veröffentlicht, um ein Rezept zu haben, wenn keine Säuglingsfertignahrung erhältlich sein sollte.

Säuglingsmilch mit Getreide (s. S. 32)

Zum Reisschleim:
Unter Reisschleim versteht man eine wässrige Lösung von gekochtem Reismehl. Man kann den Schleim selber zubereiten oder als Instant-Getreideflocken fertig kaufen. Statt „Schleim" heißt es auch „Babyflocken". Beim Instantverfahren ist das Getreide so verarbeitet, dass es nur in die Flüssigkeit eingerührt werden muss. Der Nachteil der Instantisierung ist ein höherer Vitaminabbau. Baby-Getreideprodukte müssen daher künstliches Vitamin B_1 enthalten (s. S. 39).

Beim Selbstherstellen wird Reismehl eingeweicht, lange gekocht und nachgequollen, wodurch die Stärke leicht verzuckert. Dann streicht man die Masse durch ein Haarsieb, die gröberen Bestandteile bleiben im Sieb. Schleimstoffe und feinere Bestandteile werden verwendet. Die Reste im Sieb können die Erwachsenen in Suppe oder Müsli nutzen.

Da selbst zubereitete Flaschennahrungen etwas gröbere Bestandteile enthalten, muss oft das Loch der handelsüblichen Sauger ein wenig vergrößert werden.

1. Halbmilch mit Reisschleim (bis 4. Monat) 400 ml

10 g Reisschleim (trocken)
200 ml Wasser
200 ml Milch, aufgekocht
16 g Milchzucker
1,5 TL Pflanzenöl (Raps, Weizenkeim, Sonnenblumen, Walnuss)

Herstellung des Reisschleims:
2 EL Naturreismehl (12 g)
250-300 ml Wasser (wegen Verdunstung etwas mehr)

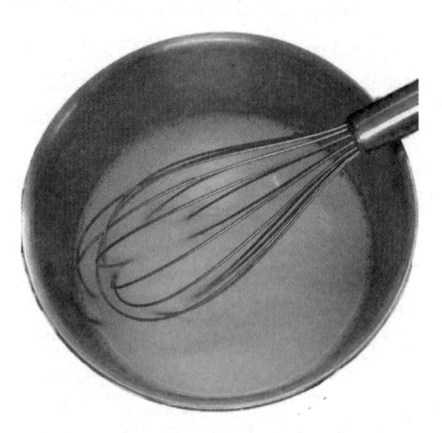

Reis feinst schroten (oder Naturreismehl verwenden), mind. 1 Std. in Wasser einweichen, aufkochen, 10 Min. köcheln, 30 Min. bei ausgeschalteter Herdplatte nachquellen, durch ein Haarsieb streichen, überschüssiges Wasser müsste verdunstet sein: es bleiben 200 ml Schleim. Dies entspricht 10 g Reismehl in 200 ml Wasser. Falls etwas fehlt, mit abgekochtem Wasser nachgießen. Benötigte Menge abnehmen, Rest kühl stellen.

Vor dem Füttern mit erhitzter Milch und Milchzucker mischen: ergibt 400 ml Halbmilch. Öl intensiv mit Schneebesen einschlagen.

1a. Verwendung von Baby-Instant-Reisschleim 400 ml

10 g Baby Reisschleim (trocken)
200 ml Wasser, abgekocht
200 ml Milch, aufgekocht
16 g Milchzucker
1,5 TL Pflanzenöl (Raps, Weizenkeim, Sonnenblumen, Walnuss)

Reisflocken nach Herstellerangaben in heißem Wasser auflösen, Milch und Milchzucker zugeben. Öl intensiv mit Schneebesen einschlagen.

2. Zweidrittelmilch mit Getreide (ab 5. Monat) 600 ml

12-14 g Getreideschleim (aus 15-18 g Hirse-, Reis-, Dinkelmehl)*
250 ml Wasser
400 ml Milch
24   g   Milchzucker oder 20 g Vollrohrzucker
2   TL Pflanzenöl (Raps, Weizenkeim, Sonnenblume, Walnuss)

15 g Getreidemehl mind. 1 Std. einweichen, aufkochen, 15 Min. köcheln, 15 Min. nachquellen, durch ein Haarsieb streichen. Dies ergibt 200 ml Schleim. Oder fertige Baby-Getreideschleime (Instant) verwenden. Ein Breipulver, das aufgekocht werden muss, bietet die Firma Erdmannhauser an (TAU-Getreidemehle).
Vor dem Füttern mit Milch und Süßungsmittel mischen: ergibt 600 ml fertige 2/3 Milch. Öl intensiv mit dem Schneebesen einschlagen.

*Dinkel enthält Gluten

Säuglingsmilch mit Mandelmus (s. S. 33)

3. Drittelmilch mit Mandelmus (bis 3. Monat) 600 ml
- stärkefrei -

200 ml Milch
400 ml Wasser
36   g   Milchzucker
24   g   weißer Mandelmus

Die Milch in der Regel mit dem Wasser kurz aufkochen. In wenig warmem Wasser Mandelmus verrühren und mit Milchzucker in die Milch geben, nicht mitkochen. Das Ganze durch ein feines Sieb geben, damit nicht größere Mandelmus-Teilchen den Sauger verstopfen. Dies ergibt 600 ml fertige Drittelmilch.

4. Halbmilch mit Mandelmus (ab 4./5. Monat)

300 ml Milch
300 ml Wasser, abgekocht
12 g Getreideschleim (trocken)
18 g weißer Mandelmus
24 g Milchzucker (8 TL)

Instant Baby-Flocken nur mit abgekochtem Wasser und Milch versetzen. Getreideschleim aus Getreidemehl s. Rezept 2
Milch, Mandelmus und Milchzucker dazufügen und sieben. Dies entspricht 600 ml Halbmilch mit Mandelmus.

5. Zweidrittelmilch mit Mandelmus (ab 6. Monat)

400 ml Milch
200 ml Wasser
15 g Getreideschleim (trocken)
18 g Vollrohrzucker
6 g Mandelmus (1 ½ TL)

Zubereitung wie Rezept 4.

Tee

Kräutertee kann auf Vorrat zubereitet werden und hält sich ungesüßt und kühl aufbewahrt 2 Tage.

6. Fencheltee (bei Blähungen, Magendrücken und Durst)

1 TL Fenchelsamen
200 ml Wasser

Samen in Wasser geben, 5 Min. kochen, abseihen.

7. Kümmel-Fenchel-Anis-Tee (bei Blähungen, Koliken)

je 1 TL der Samen
300-400 ml Wasser

Samen in Wasser 5-10 Min. kochen und abseihen.

8. Gänsefingerkrauttee (bei Blähungen)

1 TL Gänsefingerkraut
150-200 ml Wasser

mit kochendem Wasser überbrühen, 10 Min. ziehen lassen, abseihen, mehrmals täglich nur ein paar Teelöffel geben.

9. Lindenblütentee (bei Fieber)

1 gehäufter TL Lindenblüten
200 ml Wasser, aufkochen

Lindenblüten überbrühen, 10 Min. ziehen lassen und abseihen.

10. Schalentee von Apfel, Birne

Schalen von ungespritzten Bio Äpfeln oder Birnen einzeln oder gemischt zwei Finger breit mit Wasser bedeckt aufsetzen, 5-10 Min. kochen, 10 Min. ziehen lassen und abseihen.

Säfte

Kleinere Mengen werden auf einer Glasreibe oder auf einer feinen Raspel zerkleinert oder durch ein Sieb gedrückt. Die zerkleinerte Masse mit einem Baumwoll- oder Leintuch (Taschentuch, Stoffwindel) ausdrücken. Größere Mengen können auch durch ein Sieb gedrückt oder mit einer Haushaltspresse oder einem Entsafter hergestellt werden.

Den Saft sollte man frisch zubereiten, da er beim Stehen lassen an Wert verliert. Süßen ist überflüssig. Den Saft dem Kind teelöffelweise geben. Später ist es sinnvoller, dem Kind das ganze Obst anstelle des Saftes zu geben.

11. Möhrensaft (ß-carotinreich)

1 mittelgroße Möhre gewaschen, geschabt, auf Metallreibe reiben, in Tuch ausdrücken.

12. Apfel-Möhren-Saft

1 Apfel
2 mittelgroße Möhren, gewaschen

Alles auf Glasreibe reiben, in Tuch ausdrücken.

13. Orangensaft (Vitamin C reich)

1 Orange, auspressen, durch Sieb geben
Auf Wundsein beim Kind achten!

14. Apfel-Birnen-Saft

1 Apfel, 1 Birne

Obst auf Glasreibe reiben, in Tuch ausdrücken.

Breinahrung

Gemüse-Getreidebrei

Das zubereitete Gemüse kann 1-2 Tage im Kühlschrank aufbewahrt werden. Am besten füllt man es heiß in ein Babygläschen und verschließt es. Getreide oder andere Zutaten erst vor dem Verzehr zugeben. Immer frisches Gemüse verwenden, keine Tiefkühlkost. In Jahreszeiten mit geringem Angebot an Frischgemüse evtl. nur Möhren geben, das Kind braucht wenig Abwechslung.

Es empfiehlt sich, im 1. Lebensjahr einen Warmhalteteller zu verwenden, damit der Brei nicht zu schnell abkühlt.

15. Möhren-Reis-Brei (ab 6./7. Monat) glutenfrei

Die Möhre ist mit ihrem süßen Geschmack und dem hohen Gehalt an ß-Carotin eine gute Anfangsnahrung in der Beikost. Wenn erhältlich, sind samenfeste Sorten aus biologisch-dynamischem Anbau wie Rodelika, Leila, Milan oder Robila zu empfehlen.

150 g   Möhren (200 g ungeputzt)
12 g   Naturreis
100 ml Wasser
2   TL Raps- oder Weizenkeimöl

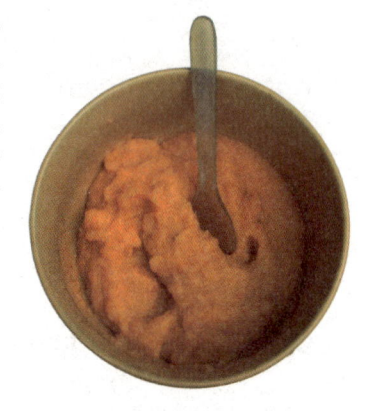

Möhren putzen (schaben oder schälen, Spitze und Ende abschneiden) und klein schneiden. 10 Min. weich dünsten. In der Zeit den Reis fein mahlen, das Reismehl mit etwas Wasser anrühren. Zu den Möhren geben, kurz aufkochen und 10 Min. nachquellen. Evtl. noch etwas Wasser zufügen, dann Öl zugeben und fein pürieren.

16. Kürbis-Hirse-Brei (ab 6./7. Monat) glutenfrei

Man verwendet den Hokkaidokürbis, der fast ganzjährig erhältlich ist. Er hat gegenüber den Gartenkürbissen mehr Inhaltsstoffe, was auch an seinem festeren Fleisch zu merken ist. Für die Säuglingsnahrung muss Hokkaido geschält oder die mitgekochte Schale entfernt werden. Die Kerne mit dem weichen Samengewebe herum werden weggeschnitten. Dieser Abfall wird bei der Kürbismenge einbezogen. Man braucht roh ungefähr das Doppelte.

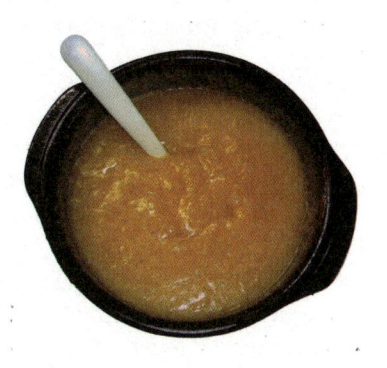

150 g Hokkaido-Kürbis (300 g ungeputzt mit Schale)
12 g Hirse
100 ml Wasser
2 TL Raps-, Weizenkeimöl oder Butter

Den Hokkaidokürbis halbieren, Samen und lockeres Gewebe entfernen. In Stücke schneiden. Wenn es geht, vorher schälen, sonst mit Schale kochen und diese nachher entfernen. In wenig Wasser weich dünsten. Die Hirse in einer Mühle fein mahlen, mit etwas Wasser anrühren. Den Kürbis aus dem Garwasser nehmen, Hirsemehl einrühren und aufkochen, 5 Min. ziehen lassen, evtl. noch Wasser zufügen. Kürbisfleisch mit Hirse vermischen, fein pürieren, Öl oder Butter zufügen.

17. Zucchini-Polenta-Brei (6./7. Monat) glutenfrei

Zucchini werden als Gurkengewächse gern für Allergie gefährdete Kinder gefüttert. Man nimmt *kleine* Zucchinis, deren Schale mit verwendet wird. Zucchini enthalten mehr Eisen als Kürbis, sind günstig in der vegetarischen Ernährung. Beim Putzen fällt kaum Abfall an, nur Stängel und Blütenansatz, daher ist die Menge nur wenig höher als 150 g für einen Brei. Als Getreide wird hier Minuten-Polenta verwendet. Das ist ein vorgegarter Maisgrieß, der nur wenige Minuten Kochzeit benötigt. Bei der Verwendung von normaler Polenta muss die Kochzeit um 10-15 Minuten verlängert werden.

150 g   Zucchini
100 ml Wasser
12 g   Minuten-Polenta
2   TL Raps- oder Weizenkeimöl

Bei der Zucchini vorn und hinten die Ansätze abschneiden, Zucchini klein schneiden und in 50 ml Wasser garen. Das restliche Wasser im Topf erhitzen, Polenta einstreuen, aufkochen, evtl. noch etwas Wasser nachfüllen. Polenta zu den Zucchini geben, fertig garen. Öl hinzufügen und alles fein pürieren.

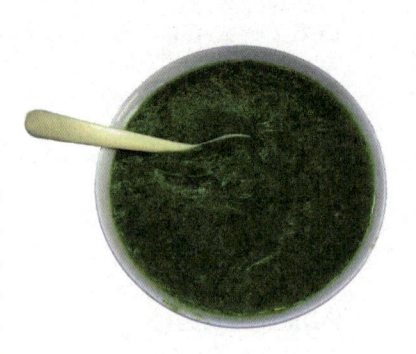

18. Kohlrabi-Bulgur-Brei (ab 7./8. Monat)

Kohlrabi zählt zu den Kohlgewächsen, ist leicht verträglich wie Brokkoli und Blumenkohl. Kohlrabi liefert Vitamin C, weniger Eisen. Er wird geschält, holzige Stellen müssen entfernt werden.

150 g   Kohlrabi (180 g ungeschält)
12 g   Couscous
100 ml Wasser
2   TL Raps- oder Weizenkeimöl

Kohlrabi schälen, in kleine Würfel schneiden. Mit Wasser 5 Min. garen. Couscous dazufügen, weitere 5 Min. garen, 5-10 Min. nachquellen, Öl zufügen und fein pürieren.

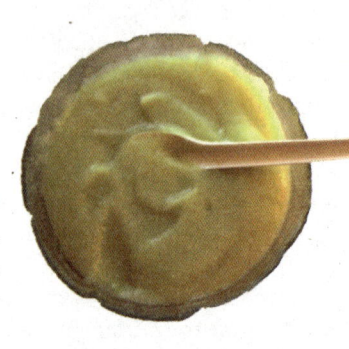

19. Süßkartoffel-Möhren-Brei (ab 7./8. Monat) glutenfrei

Die Süßkartoffel oder Batate ist ein Windengewächs und nicht mit der Kartoffel verwandt. Es gibt weiße und rote Süßkartoffeln. Ihr süßer Geschmack und ihr Stärkegehalt macht sie für die Säuglingsernährung geeignet. Da sie im Gegensatz zum Gemüse mehr Kohlenhydrate enthält und daher auch stärker andickt, verwendet man sie im Brei ohne Getreide. Breie mit Süßkartoffel sind besonders einfach herzustellen.

120 g Süßkartoffel
50 g Möhre
100 ml Wasser
2 TL Raps- oder Weizenkeimöl

Süßkartoffel und Möhre schälen, klein schneiden, im Wasser 10-15 Min. weich garen. Öl hinzufügen, alles fein pürieren.

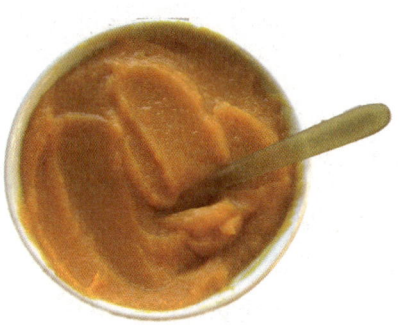

20. Möhren-Pastinaken mit Dinkelbulgur (ab 7./8. Monat)

2 EL Dinkelbulgur (20 g)
100 ml Wasser
80 g Möhre, gewaschen, geschabt
80 g Pastinake, geschält
10 g Butter

Das Gemüse klein schneiden und in wenig Wasser dünsten. Den Bulgur in das kochende Wasser einrühren und 10 Min. kochen, 15-30 Min. nachquellen. Das Gemüse mit der Grütze mischen, passieren, Butter zugeben und vermischen.

21. Rote Bete-Haferflocken-Brei (ab 7./8. Monat)

Die Rote Bete fallen nicht nur farblich, sondern auch mit ihrem süßlichen Geschmack auf. Nachteilig kann ein höherer Nitratgehalt sein, weshalb man Rote Bete auf eine wöchentliche Breimahlzeit beschränken und immer Bio-Ware – möglichst aus dem Freiland – verwenden sollte. Rote Bete hat etwas mehr Eisen, sekundäre Pflanzenstoffe wie die dunkelroten Anthocyane und natürliche Zucker. Beim Zubereiten muss die Knolle geschält werden. Am besten gleich Hände und Gerätschaften abwaschen, die Farbe ist intensiv. Hier wird Butter statt Öl zugegeben, was zu einem milden Geschmack führt.

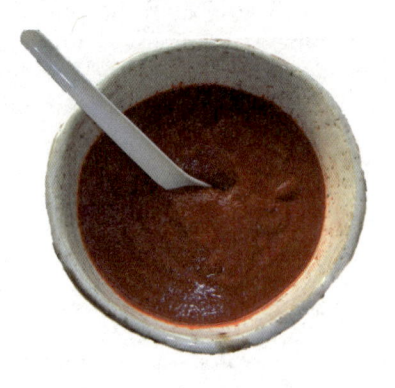

150 g   Rote Bete (etwa 200 g ungeschält)
12 g   feine Demeter Haferflocken (oder Zartflocken)
100 ml   Wasser
10 g   Sauerrahmbutter

Rote Bete schälen und klein schneiden, in Wasser aufkochen und 10 Min. köcheln. Haferflocken mit wenig Wasser anrühren, 10 Min. quellen lassen, zu den halbgaren Rote Bete geben und noch 5 Min. köcheln, 10 Min. quellen lassen. Butter zugeben und fein pürieren.

Milchbrei für Abend oder Morgen

Die Milch soll nicht mitgekocht, sondern nur erhitzt werden, daher immer Wasser oder Kräutertee zum Kochen des Getreides verwenden. Anfangs leicht verträgliche Getreideprodukte wie Zwieback, Grieß, Knäckebrot oder Flocken nehmen. Bulgur oder Grütze können – nur mit Wasser bereitet – auf Vorrat gekocht und 1-2 Tage kühl aufbewahrt werden. Sie sollten dann aber dünnflüssig sein, da sie nachdicken. Instant Babyflocken werden nur in heiße Flüssigkeit eingerührt.

Wenn die Milchmenge erhöht wird (etwa ab 8. Monat), das Getreide erst in Wasser einweichen, aufkochen und kurz vor dem Dickwerden soviel Milch zugeben, dass der Brei nicht ansetzt. Die restliche Milch langsam beim Nachquellen zufügen.

22. Hirse-Milchbrei (ab 6./7. Monat) glutenfrei

2-3 EL Hirse, fein mahlen*
100 ml Wasser
100 ml Milch
½ milder Apfel, fein gerieben
1 TL Sahne

Das Hirsemehl in lauwarmes Wasser einrühren, aufkochen, langsam die Milch zugeben, 10 Min. nachquellen, die übrigen Zutaten zufügen.
Ab 8. Monat Milchanteil langsam erhöhen auf 150-180 ml.

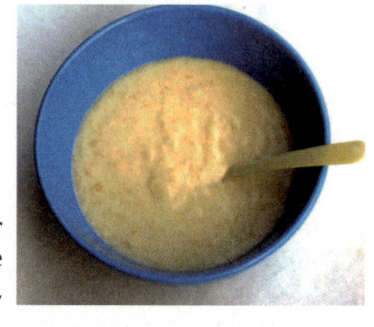

kann auch aus ganzer Hirse zubereitet werden. Diese dann erst überbrühen, Wasser wegschütten, um Bitterstoffe herauszulösen.

23. Polenta-Milchbrei mit Banane (ab 6./7. Monat) glutenfrei

2 EL Polenta (Maisgrieß)*
100 ml Wasser
100 ml Milch
1 kleine Banane
1 TL Sahne

Die Polenta in kochendes Wasser einrühren, 5 Min. kochen, langsam die Milch zugeben, damit der Brei nicht anbrennt, weiterrühren, 15 Min. nachquellen, zum Schluss die fein zerdrückte Banane und die Sahne zufügen.

Bei Verwendung von Minuten-Polenta (Schnellkoch-Polenta) verkürzt sich die Koch- und Quellzeit erheblich (s. S. 100)

24. Haferbrei mit Rosinenwasser (ab 8. Monat)

1 EL Rosinen
2-3 EL Haferfeinschrot (oder Zartflocken)
50 ml Wasser
150 ml Milch
2 TL Möhrensaft
2 TL Apfelsaft

Am Abend vorher die Rosinen in Wasser einweichen. Am nächsten Tag das Wasser ohne Rosinen zum Einweichen des Hafers für ½ Std. und Kochen (5 Min.) verwenden, dann die erwärmte Milch zugeben, 10-15 Min. nachquellen, Rosinen und Säfte zufügen. Bei Kindern unter 8. Monaten die Rosinen weglassen.

25. Dinkelgrieß-Milchbrei (7./8. Monat) glutenhaltig

2 EL Dinkel-Grieß
100 ml Wasser
100 ml Milch
½ Birne, fein gerieben ohne Schale
1 TL Sahne

Den Grieß in das kochende Wasser einrühren, aufkochen, langsam die erwärmte Milch zugeben und ca. 15 Min. nachquellen, die übrigen Zutaten zufügen. Ab dem 8. Monat Milchanteil erhöhen, dann Sahne weglassen.

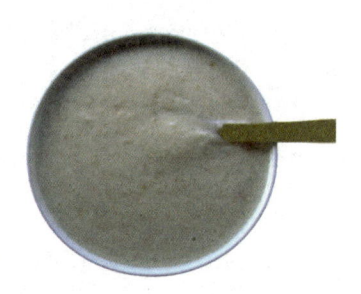

26. Couscous-Milchbrei mit Apfelsaft (ab 8. Monat) glutenhaltig

2-3 EL Couscous (20 g)
40 ml Wasser
150 ml Milch
2 EL Apfelsaft

Couscous mit kochendes Wasser überbrühen, Milch langsam zufügen, kurz aufkochen und 10 Min. nachquellen, bis Flüssigkeit aufgesogen ist. Dann Apfelsaft zugeben und fein pürieren.

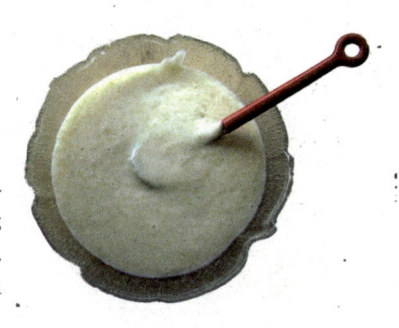

Tipp: besonders einfach

Kuhmilchfreie Breie für Abend oder Morgen

27. Reisbrei mit Mandelmus (ab 6./7. Monat) glutenfrei

2-3 EL Reis, fein mahlen
100 ml Wasser
100 ml Fruchtsaft (z. B. Apfelsaft)
20 g Mandelmus

Reis fein mahlen, 15 Min. in Wasser einweichen, aufkochen, langsam den Saft zugeben und 15 Min. nachquellen, Mandelmus zufügen.

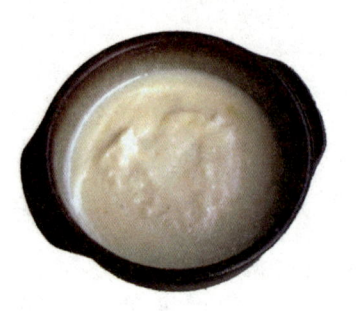

28. Haferflockenbrei mit Mandelmus (ab 6./7. Monat)

2-3 EL feine Haferflocken
200 ml Wasser
20 g Mandelmus
½ Apfel, gerieben

Haferflocken 15 Min. in Wasser einweichen, kurz aufkochen, 10 Min. nachquellen. Den Mandelmus zufügen. Zum Schluss den geriebenen Apfel hineingeben.

29. Hirseflocken mit Ziegenmilch
(ab 7./8. Monat) glutenfrei

2-3 EL Hirseflocken (20 g)
50 ml Wasser
150 ml Ziegenmilch
½ süße Birne

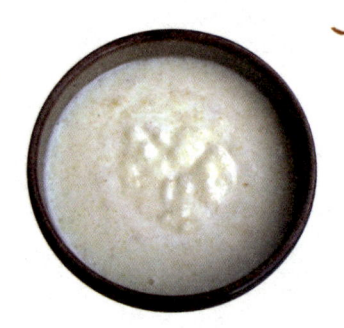

Hirseflocken 15 Min. in Wasser einweichen, aufkochen, Ziegenmilch zugeben, 10 Min. quellen lassen, bis die Flüssigkeit aufgesogen ist, geriebene Birne zufügen, evtl. pürieren. Ab 6. Monat mit Halbmilch.

30. Maisbrei mit Joghurt* glutenfrei

2   EL Maismehl (20 g)
100 ml Wasser
100 ml Joghurt (Schaf, Ziege oder Kuh)
½   milder Apfel oder Birne
1   TL Weizenkeimöl
1-2 TL Agavendicksaft oder Ahornsirup

Maismehl 10 Min. in Wasser einweichen, aufkochen, kurz quellen lassen, Joghurt zugeben, etwas nachquellen. Obst einrühren und Öl zugeben.

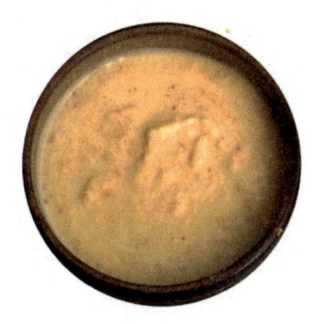

*Beim Joghurt ist der Milchzucker durch die Säuerung in Milchsäure umgewandelt. Dies hat den Vorteil, dass das Eiweiß etwas leichter verdaulich ist, allerdings fehlt natürliche Süße der Milch, und die Milchsäure schmeckt sehr hervor, so dass man ein Süßungsmittel zufügen sollte.

Obst-Getreide-Brei

Der Obst-Getreide-Brei besteht hauptsächlich aus Obst, etwas Getreide und evtl. einem natürlichen Süßungsmittel. Er sollte aber frei von Milch und Milchprodukten sein, da genügend Eiweiß in den anderen Mahlzeiten vorhanden ist. Der Obst-Getreide-Brei stellt die Nachmittagsmahlzeit dar und braucht nicht zu energiereich ausfallen.

31. Apfel-Birnen-Brei (ab 8. Monat)
für empfindliche Kinder ohne Birne

½ Apfel, geschält
½ Birne, geschält
2 Stück Vollkorn-Dinkel-Zwieback
100 ml Wasser
5 g Butter

Zwieback mit heißem Wasser übergießen, kurz quellen lassen und mit der Gabel zerdrücken. Das auf der Glasreibe feingeriebene Obst und die Butter untermischen.

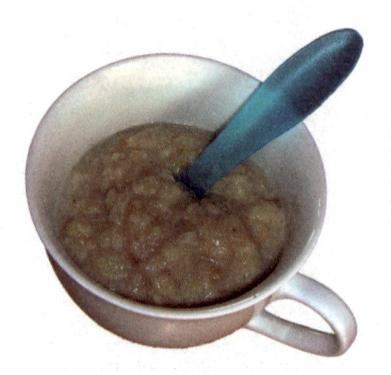

32. Pfirsich-Haferflocken-Brei (ab 7./8. Monat)

1 Pfirsich (100 g)
2 EL feine Hafer- oder Zartflocken
90 ml Wasser
1 TL natives Kokos- oder Walnussöl

Die Haferflocken im Wasser ½ Std. einweichen, kurz aufkochen, 10 Min. nachquellen, Kokosöl zufügen. Vom Pfirsich die Haut abziehen, auf einer Reibe oder im Mixer zerkleinern, zu den abgekühlten Haferflocken mit dem Öl geben und verrühren.

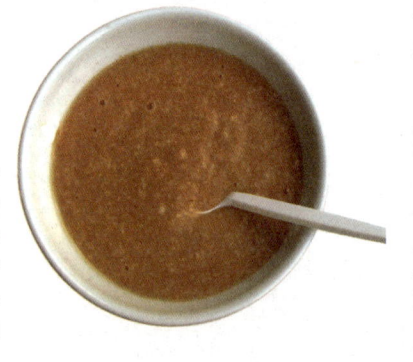

33. Beeren-Allerlei (ab 7. Monat)

100 g   Himbeeren, Brombeeren oder schwarze Johannisbeeren
1-2 EL Hirseflocken (20 g)
90 ml Wasser
1   TL Weizenkeim- oder Walnussöl

Hirseflocken 15 Min. in warmem Wasser einweichen, aufkochen, 10 Min. nachquellen. Die Beeren zerdrücken, evtl. durch ein Sieb geben, um harte Schalen oder Samen zurückzuhalten. Mit Hirseflockenbrei mischen, evtl. mit Wasser verdünnen und fein pürieren.

34. Obstkompott-Brei (ab 7. Monat)

100 g   gedünstetes Obst (Äpfel, Quitten, Birnen, Aprikosen)
20 g   Knäckebrot
50-90 g Wasser
1   TL Walnuss- oder Weizenkeimöl

Knäckebrot mit heißem Wasser übergießen und mit einer Gabel zerdrücken, püriertes Kompott und Öl zufügen.

35. Schneller Obstbrei (ab 7. Monat)

3-5 TL Reste von Polenta oder Grießbrei
100 g   Apfelmus
etwas   Fruchtsaft zum Verdünnen
1   TL Walnuss- oder Weizenkeimöl

Zutaten vermengen, evtl. mit Fruchtsaft (Apfel) verdünnen.

Joghurt- und Quarkspeisen mit Getreide

Diese Gerichte enthalten statt Milch ein gesäuertes Milchprodukt wie Joghurt oder Quark und sonst Früchte und einen Getreideanteil zum Sättigen. Es kann auch Schaf- oder Ziegenjoghurt verwendet werden. Joghurtspeisen können ab dem 8. Monat und Quarkspeisen wegen des höheren Eiweißgehalts ab dem 10.-12. Monat gegeben werden. Sie eignen sich bei warmen Temperaturen im Sommer anstelle des Milchbreis oder auch als Mittagsmahlzeit. Quark wird in Magerstufe verwenden.

36. Frucht-Quark mit Flocken

100 g Magerquark
3 TL Fruchtaufstrich
1 EL feine Hafer- oder Hirseflocken
80 ml Wasser

Die Flocken 15 Min. in warmem Wasser einweichen, aufkochen, 10-15 Min. nachquellen, mit den anderen Zutaten vermischen.

37. Apfel-Quark-Speise

1   Apfel, feingerieben
75 g Magerquark
etwas Milch oder Fruchtsaft zum Verdünnen
3-5 TL Reste von Polenta oder Grießbrei

Alle Zutaten vermischen. Falls keine Grießbreireste vorhanden sind, 2 Stück Zwieback mit abgekochtem Wasser übergießen und zerdrücken, nach Belieben süßen.

38. Bananenjoghurt mit Zwieback

100 g Joghurt (Schaf, Ziege oder Kuh)
100 g Banane
1-2   Zwieback
50-80 ml Wasser

Zwieback mit heißem Wasser übergießen, Banane zerdrücken, alles mischen und abschmecken.

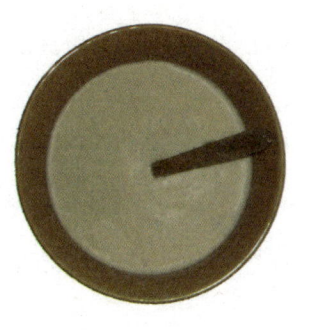

39. Beeren-Quark-Speise mit Keks

100 g   Beeren
100 g   Quark
etwas   Milch zum Verdünnen
2-3   Vollkorn-Kekse (oder 2 Stück Zwieback)

Die Beeren zerdrücken, den Keks zerkrümeln oder reiben, mit Quark vermischen und mit Milch verdünnen.

Brotaufstriche – für das 2. Lebensjahr

Selbsthergestellte Brotaufstriche kühl aufbewahren.

40. Quark mit Nuss

100 g   Magerquark
2   EL Sahne
2   EL fein gemahlene Haselnüsse oder Mandeln
Prise   Salz

Die Zutaten vermischen. Der Quark soll trocken sein, da sonst der Aufstrich zu flüssig wird.

41. Mandelmus mit Frischkäse

2   EL Mandelmus
3   EL Frischkäse (Doppelrahmstufe)
etwas   warmes Wasser

Das Mus mit etwas warmem Wasser streichfähig machen, den Käse zufügen und vermischen.

42. Kräuterbutter (für die ganze Familie)

250 g   Butter
1 Handvoll Kräuter (Petersilie, Kerbel, Dill oder Schnittlauch)
Spritzer Zitronensaft

Kräuter klein hacken und mit weicher Butter mischen.

Waffeln und Kekse für das 2. Lebensjahr

43. Waffeln (für 2-3 Stück)

50 g   Weizen oder Dinkel
etwas Obstdicksaft oder 1 EL ger. Käse
Gewürze: Kümmel, Koriander, Anis, alles gemahlen, Pr. Salz

Getreide fein schroten, Salz zugeben, nach Bedarf mit Obstdicksaft süßen oder geriebenen Käse zugeben, mit wenig Wasser anrühren, bis ein dicklicher Teig entsteht, ½ -1 Std. stehen lassen. Waffeleisen erhitzen, mit Butter einstreichen und Waffel backen. Frisch verzehren, nach Belieben mit Brotaufstrich.

44. Kinderkeks

150 g   Weizenfeinschrot
50 g   Hirse, fein gemahlen
100 g   Butter
4 EL   Sauermilch, Joghurt (oder 1 TL Kanne-Fermentgetreide)
40 g   Vollrohrzucker oder 60 g Zuckerrübensirup
Prise   Salz

Zutaten zu einem Mürbeteig mischen, wenigstens eine Stunde kalt stellen. Plätzchen ausrollen, bei 180°C für 20 Min. backen.

Diätnahrung

45. Mandelmilch

1 EL Mandelmus
10 g Süßungsmittel (z.B. Milchzucker)
150-180 ml Wasser
ab 5. Monat
140 ml Wasser und 40 ml Fruchtsaft
15 g Getreideschleim, trocken
Mandelmus und Süßungsmittel vermischen, angewärmtes Wasser langsam zugeben und mit Schneebesen verrühren. Zubereitung von Getreideschleim, s. Rezept 2 oder Fertigschleim

Diese Mandelmilch ist nur für einige Tage als Diätnahrung geeignet.

46. Möhrensuppe (bei Durchfall)

500 g Möhren waschen, zerkleinern, in 1 l Wasser dünsten, durch ein Haarsieb geben, verdunstete Flüssigkeit ersetzen.

47. Reisschleim (bei Durchfall)

2 EL Reisfeinschrot oder Reismehl
400-450 ml Wasser

Reisfeinschrot 1 Std. einweichen, aufkochen, 20 Min. köcheln, 10 Min. nachquellen, durch ein Haarsieb streichen: ergibt 200 ml Schleim. Reisschleim gibt es fertig zu kaufen (z.B. Holle, Alnatura). Man verwendet 8-10 g auf 100 ml.

48. Haferschleim (bei Verstopfung)

Zubereitung des Schleims wie in Rezept 47, 100 ml Wasser können durch 100 ml Apfelsaft (nicht zuviel, sonst flockt der Schleim) ersetzt werden.

Grundrezepte

Die folgenden Grundrezepte geben die Verhältnisse der einzelnen Nahrungsbestandteile an. Sie sollen helfen, für ein eigenes Rezept die richtigen Mengen zu finden.

Flasche mit Halbmilch
100 ml Wasser
100 ml Milch
5 g Reisschleim
8 g Milchzucker
3 g Öl

1/3 Milch mit Mandelmus
65 ml Milch
135 ml Wasser
12 g Milchzucker
8 g weißer Mandelmus

Flasche mit 2/3 Milch
70 ml Wasser
130 ml Milch
6 g Getreideschleim
8 g Milchzucker
3 g Öl

Halbmilchbrei
100 ml Milch
100 ml Wasser
20 g Getreide
20 g Obst

Obst-Getreide-Brei
100 g Obst
90-100 ml Wasser
20 g Getreide
5 g Fett

Gemüsebrei
150 g Gemüse
12 g Getreide
50 ml Wasser
8 g Öl (2 TL)

Löffelmaße in g

	1 EL	1 TL
Wasser, Milch, Saft	12	4
Mehl, Grieß, Schrot	10	3
Getreideflocken	7	2,5
Getreide ganz	12	4
Vollrohrzucker	15	5
Malzextrakt, Sirup	17	10
Butter	12	4
Öl	10	4
Passiertes Gemüse	1 gehäufter EL	50 g

Literaturhinweise

Erckenbrecht, Irmela: Das vegetarische Baby. 6. Aufl. Pala-Verlag Darmstadt 2012
Gemeinnütziges Gemeinschaftskrankenhaus Herdecke, Kinderabteilung: Beratungen zur Säuglingsernährung. Verein für ein erweitertes Heilwesen, Bad Liebenzell, o. J.
Glöckler, Michaela, Goebel Wolfgang: Kindersprechstunde. 20. Aufl. Verlag Urachhaus. Stuttgart 2015
Kühne, Petra: Anthroposophische Ernährung - Lebensmittel und ihre Qualität. Bad Vilbel 2008
Kühne, Petra: Was ernährt unsere Kinder? Verein für Anthroposophisches Heilwesen. Bad Liebenzell 1999
Pokorny, Ada: Backen von Brot und Gebäck. Arbeitskreis für Ernährungsforschung 7. Aufl. Bad Liebenzell 2013
Renzenbrink, Udo: Die Ernährung unserer Kinder. 11. Aufl. Verlag Freies Geistesleben. Stuttgart 2015
Zeitschrift „Ernährungsrundbrief". Hrsg. Arbeitskreis für Ernährungsforschung Bad Vilbel (4x jährlich)

Autorennotiz

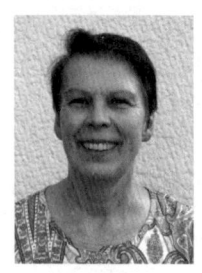

Dr. sc. agr. **Petra Kühne**, verh., 3 erwachsene Söhne, Ernährungswissenschaftlerin, Leiterin des Arbeitskreises für Ernährungsforschung e.V. in Bad Vilbel, Redakteurin der Zeitschrift „Ernährungsrundbrief", Beiträge in Zeitschriften, Vortrags- und Kurstätigkeit Buchveröffentlichungen: „Mineralstoffe und Spurenelemente" (2014), „Hafer, das Energiegetreide" (2014) „Vitamine, Wirkstoffe des Lebendigen" (2015),

Sachverzeichnis

	Seite
Abstillen	21
Ahornsirup	52, 75
Allergien	80f.
Allergie, Kuhmilch	30, 49, 84
Amaranth	50, 89
Apfel	38, 45, 54f.
Apfelmus	51, 79
Apfelsaft	76
Baby led weaning	56
Backwaren	72f.
Bananen	38, 55f.
Beeren	54
Beikost	37ff.
Beikostöl	45
Birne	35, 51, 54
Blähungen	18, 42 48, 79
Blumenkohl	42
Bluthochdruck	46
Brokkoli	14, 42
Brot	14, 47, 59, 72
Brotbelag	74
Brustwarzenpflege	16
Buchweizen	50, 89
Bulgur	44, 77
Butter	56, 66
Couscous	44, 50
Darren von Getreide	49f.
Dinkel	44, 77, 89
Drittelmilch	34, 60
Durchfall	55, 79, 85
Durchschlafen	48
Eier	14, 45, 63f.
Eisen	14, 43, 65f.

	Seite
Eiweiß	61ff., 80
Eiweißarten	64
Eiweißbedarf	61ff., 76
Eiweißgehalt	24f., 63
Eiweißkombination	64
Fenchelgemüse	41
Fencheltee	35, 51, 76
Fett	45, 56, 66
Fettmenge	67
Fieber	80
Fisch	14f., 29, 63f., 82
Flaschennahrung	26ff, 60
Fleisch	61ff.
Flocken	44, 55
Fluorid	21
Folgemilch	26, 28
Frischkornbrei	31
Früchte, tropische	55
Fruchtsaft	46, 76
Gänsefingerkraut-Tee	79
Gemüse	14, 40ff., 57
Gemüsegläschen	46
Genussmittel	76
Gerste	50, 73, 89
Geschmack	12, 17, 25f., 36
Getränke	35f.
Getreide	14, 39, 44, 49f., 55
Getreidearten	50
Getreideschleim	30ff., 79
Gewürze	15, 57, 76
Gluten	50, 89
Glutenunverträglichkeit	89
Grieß	50, 55
Gurken	43

117

Hafer 50, 65
HA-Nahrung 28, 86
Halbmilch 30ff., 49, 58, 60
Haselnüsse 90
Hirse 13, 44, 50, 55, 65
Homogenisierung 49, 83
Honig 52, 75
Hülsenfrüchte 14, 43, 63
Hygiene 29
Hypoallergene Nahrung 28, 86

Jod .... 14f.
Juniorkost 47

Kakao .... 75f.
Kariesvorbeugung 21f., 36
Kartoffel 14, 43, 64, 77
Käse 75
Kekse 72
Knäckebrot 44, 55, 72
Körpergewicht .... 12f., 61f.
Kohl 18, 42, 68
Kohlrabi 42, 47
Kohlenhydrat .... 24, 28f.
Kokosöl 56, 67
Konfitüre 75
Kräutertee 17, 33, 51, 76
Kuhmilch, Alternativen 85
Kümmeltee 79
Kürbis 43, 46, 71

Laktose (Milchzucker). 28f., 88
Lindenblütentee 80
Löffel, Essen vom 38

Mahlzeiten .... 39, 57f.
Mais 50, 89
Malzextrakt 52, 75
Malzkaffee 17, 77

Mandeln 16
Mandelmilch 85
Mandelmus .. 7, 30ff., 48, 53, 60
Mangold 42
Margarine 66, 74
Marmelade 75
Milch, Nährstoffe 25
Milchbildung 17f., 20
Milchbildungstee 18, 20
Milcheiweiß-Unver-
 träglichkeit 74, 84
Milchqualität 48, 83
Milchstau 20
Milchzucker-Unverträg-
 lichkeit 88
Möhre 17, 41f., 70
Möhrensaft 17, 41
Möhrensuppe 79
Muttermilch 17ff., 24, 62, 82
Muttermilch, Nährstoffe 25
Muttermilch, Vorteile 17

Nitrat 42, 46, 65, 74
Nüsse 15, 63f., 90

Obst .... 14, 45, 51, 54f.
Öl .... 32, 45, 56, 66f.
Ölsaaten 14, 64f., 87
Omega-3-Fettsäuren 15, 67

Paprika 14, 43
Pastinaken 41, 70
Polenta 50
Porree 43
Pürieren 44

Qualität, Eiweiß 65
Qualität, Obst .... 54f.
Quark .... 74f.

Quarkwickel 20
Quinoa 50, 89

Rachitis .... 22f.
Rapsöl 32, 45, 67
Reinigung der Flaschen 34
Reis 50
Reisdrink 86
Reisschleim 31ff., 79
Reiswaffel 47, 72
Rohkost 14, 17, 47, 80
Rote Bete 41f., 70

Säfte 27, 35, 40
Sahne 15, 32, 83
Salat 14, 47
Salzen 46
Sauermilchprodukte 65, 75f., 83
Sauger 34, 79
Säuglingsanfangsnahrung 27ff.
Schafjoghurt 53, 83, 88
Schwangerschaft .... 12f.
Schwangerschaftsdiabetes .. 13
Schwarzwurzeln 42
Selbstzubereitung .... 29f.
Sesam 66, 87
Soja .... 28f., 84f.
Sojadrink .... 85f.
Sonnenblumenkerne 66, 87
Sonnenblumenöl 67
Spinat 42, 66
Stillen .... 12ff.
Stillgruppe 16
Stillhinweise 19
Stillrhythmus 19
Stutenmilch 58, 85
Süßen von Tee 36
Süßigkeiten 22, 76
Süßkartoffel 42, 70

Süßungsmittel .... 15, 31, 51f.

Tee 35
Tomaten 43
Trinkmenge 20, 33

Verstopfung 55, 80
Vitamin B_1 .... 40, 51
Vitamin B_{12} 53, 83, 85
Vitamin D .... 21f.
Vitaminierung 51
Vollkorngetreide 15, 80
Vollkornbrot .... 14, 72f.
Vollkornnudeln 78
Vollmilch 30, 48, 67
Vollrohrzucker 15, 52
Vollwertkost 13
Vorzugsmilch 30, 48

Wachstum 19f., 61ff., 68
Waffeln 73
Walnussöl 56, 67
Wasser 36
Weizen 13, 50, 64, 89
Weizenallergie 89
Weizenkeimöl 56, 58
Wiegen 20
Wurst 14, 74

Zahnpflege 23
Ziegenmilch 53, 85
Zitrusfrüchte 18, 54
Zöliakie 89
Zucker 13, 24, 31, 51, 75
Zuckerrübensirup 75
Zufüttern 20
Zweidrittelmilch .... 30ff.
Zwieback 39, 44, 55
Zwiebelgewächse 18, 43

119

Rezeptverzeichnis

Apfel-Birnen-Brei 108
Apfel-Birnen-Saft 97
Apfel-Möhren-Saft 97
Apfel-Quark-Speise 110

Bananen-Joghurt mit
Zwieback 111
Beeren-Allerlei 109
Beeren-Quark-Speise 111

Couscous mit Apfelsaft 105

Dinkelgrieß-Milchbrei 105
Drittelmilch m. Mandelmus .. 93

Fencheltee 95
Fruchtquark mit Flocken 110

Gänsefingerkraut-Tee 95
Grundrezepte 115

Haferbrei mit Rosinen 104
Haferflockenbrei, milchfrei .. 106
Haferschleim 114
Halbmilch m. Mandelmus 94
Halbmilch m. Reisschleim ... 92
Hirseflocken mit Ziegen-
  milch 106
Hirse-Milchbrei 103

Kinderkeks 113
Kohlrabi-Bulgur-Brei 100
Kräuterbutter 112
Kümmel-Fenchel-Anis-Tee ... 95
Kürbis-Hirse-Brei 99

Lindenblütentee 95

Maisbrei m. Joghurt 107
Mandelmilch 114
Mandelmus m. Frischkäse .. 112
Möhren-Pastinaken mit
  Dinkelbulgur 101
Möhren-Reis-Brei 98
Möhrensaft 97
Möhrensuppe 114

Obstbrei, schneller 109
Obstkompott-Brei 109
Orangensaft 97

Pfirsich-Haferflocken-Brei ... 108
Polenta-Milchbrei 104

Quark mit Nuss 112

Reisbrei mit Mandelmus 106
Reisschleim 114
Rote Bete-Haferflocken-Brei 102

Säuglingsmilch m. Getreide .. 91
- mit Mandelmus 93
Schalentee Apfel, Birne 96
Süßkartoffel-Möhren-Brei 101

Waffeln 113

Zucchini-Polenta-Brei 99
Zweidrittelmilch
- mit Getreide 93
- mit Mandelmus 94